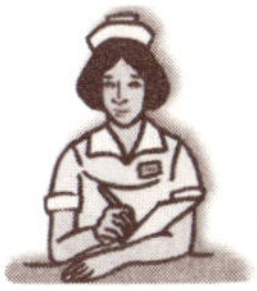

传染病防治一本通

中国健康教育中心　组织编写
孙　桐　主编

中国医药科技出版社

内容提要

本书是讲解传染病防治知识的科普读物。全书分两个部分，分别为传染病的一般知识和常见传染病30种，基本上涵盖了我国现有的传染病范围，并对常见传染病的预防、治疗等知识进行了普及。语言通俗，内容科学，为人们正确认识且有效防治传染病提供有益的指导。适合大众读者、基层卫生人员、从事传染病防治与宣教工作的人士阅读。

图书在版编目（CIP）数据

传染病防治一本通/孙桐主编．—北京：中国医药科技出版社，2011.10

ISBN 978-7-5067-5186-5

Ⅰ.①传…　Ⅱ.①孙…　Ⅲ.①传染病防治　Ⅳ.①R183

中国版本图书馆CIP数据核字（2011）第189070号

美术编辑　陈君杞
版式设计　郭小平

出版　中国医药科技出版社
地址　北京市海淀区文慧园北路甲22号
邮编　100082
电话　发行：010-62227427　邮购：010-62236938
网址　www.cmstp.com
规格　958×650mm 1/16
印张　8 1/4
字数　116千字
版次　2011年10月第1版
印次　2012年6月第5次印刷
印刷　北京顺义兴华印刷厂
经销　全国各地新华书店
书号　ISBN 978-7-5067-5186-5
定价　19.80元

编委会

主　编　孙　桐

副主编　李凤霞　陈仁友　魏　霞

编　者　（以姓氏笔画排序）

丁瑞英　马金妹　于　萍　王荣光
孙　桐　孙承梅　陈仁友　陈玉起
陈少华　李凤霞　李　刚　冷　艳
张芙蓉　周培静　诸葛端惠
程　昱　魏　霞

顾　问　安家璈

前 言

在全球化、工业化和人口老龄化进程加快的今天，经济与社会快速发展，医学模式和疾病谱发生了很大的变化，传染病的发生和流行也不断涌现出新的特点和问题。尤其是近年来，随着非典、人感染高致病性禽流感、手足口病、甲型 H1N1 流感等传染病和突发公共卫生事件的不断出现，给传染病防治工作带来了新的严峻挑战。对传染病实行“依法科学防控”，组织人民群众进行群防群控已成为政府和社会各界的共识，向群众普及传染病基础知识是群防群控的基础，为此，我们组织疾病控制和健康教育方面的专家编写了此书。

本书分为两大部分。第一部分是传染病防治一般知识，主要介绍传染病的基本知识、好发季节、预防措施以及传染病患者就诊的注意事项、基本免疫知识等。第二部分为常见传染病 30 种，主要介绍流行性感冒、手足口病、流行性腮腺炎、乙型肝炎等 30 种相对较为常见的传染病的基本概念、传播途径、流行特点、易感人群、临床表现以及如何预防等知识。

本书通俗易懂，简洁明了，是比较实用的了解传染病的知识普及读本，适合作为健康教育的宣读素材，供广大城乡居民阅读参考。由于编者水平有限，加之编撰时间仓促，书中难免存在疏漏和错误，恳请广大读者批评指正，以便再版时修正。

编 者

2011 年 9 月

目　录

第一章　传染病防治一般知识

一、传染病的基本含义

病原微生物（细菌、病毒、立克次体、螺旋体等）和寄生虫（原虫或蠕虫）感染人体后产生的有传染性的一类疾病称为传染病。严格来讲，病原微生物和寄生虫引起的疾病都属于感染性疾病，但感染性疾病不一定都具有传染性，其中具有传染性的感染性疾病才称为传染病。传染病在人群中传播必须具备三个环节——传染源、传播途径和易感人群。

二、法定传染病的分类

传染病种类繁多，有许多分类方法。为方便管理，根据疾病暴发、流行和危害程度及预防控制措施的不同，《中华人民共和国传染病防治法》对传染病实行法定管理，将其分为甲类、乙类和丙类，其中甲类传染病是危害最为严重的传染病。

1. 甲类传染病，包括鼠疫、霍乱。共2种。

2. 乙类传染病，包括传染性非典型肺炎、艾滋病、病毒性肝炎、脊髓灰质炎、人感染高致病性禽流感、麻疹、流行性出血热、狂犬病、流行性乙型脑炎、登革热、炭疽、细菌性和阿米巴性痢疾、肺结核、伤寒和副伤寒、流行性脑脊髓膜炎（流脑）、百日咳、白喉、新生儿破伤风、猩红热、布氏菌病、淋病、梅毒、钩端螺旋体病、血吸虫病、疟疾。共25种。

3. 丙类传染病，包括流行性感冒、流行性腮腺炎、风疹、急性出血性结膜炎、麻风病、流行性和地方性斑疹伤寒、黑热病、包虫病、丝虫病，除霍乱、细菌性痢疾、阿米巴性痢疾、伤寒、副伤寒以外的感染性腹泻病。共10种。

此外，根据疾病防控形势的需要，手足口病于2008年5月2日被列入《中华人民共和国传染病防治法》规定的丙类传染病进行管理；

2009年5月1日，甲型H1N1流感被纳入《中华人民共和国传染病防治法》规定的乙类传染病进行管理。

所以到目前为止，我国乙类和丙类传染病分别增至26种和11种，甲类传染病仍为2种，共39种传染病纳入法定管理。

三、传染病的分期

按照传染病发生、发展及转归情况，传染病的临床过程一般可分为潜伏期、前驱期、发病期和恢复期。

1. 潜伏期，指自病原体侵入机体到最早出现临床症状这段时间。不同的传染病其潜伏期的长短各不相同，主要与病原体在机体内繁殖的时间有关；同时也受病原体的数量、定位部位及其达到定位器官的途径等因素的影响。

2. 前驱期，指从潜伏期结束到出现明显症状前的一段时间。这一时期可以出现某些临床表现，但比较短暂，一般只有1～2天，有乏力、头痛、低热、皮疹等常见表现。多数传染病患者往往观察不到前驱期的存在。

3. 发病期，也称症状明显期。指各种传染病的一些特有的症状和体征，随着疾病的进展陆续出现的时期。症状往往由轻而重、由少而多，逐渐或迅速达到高峰。

4. 恢复期，这一时期病原体完全或基本被消灭，患者的免疫力有所提高，临床症状陆续消失。少数疾病在恢复期仍具备传染性，如手足口病。

四、传染病的共性

1. 传染病都有其特定的病原体，包括病毒、立克次体、细菌、真菌、螺旋体、原虫等。

2. 传染病都有传染性和流行性。病原体从宿主排出体外，并可以通过一定方式到达新的机体内，从而表现出一定的传染性，这种传染性的强度与病原体的种类、数量、毒力、人的免疫状态等因素有关。从流行性上看，传染病流行过程的强度和广度有所不同，一般可以分为散发、流行、大流行和暴发。散发就是指传染病在人群中散在发生；流行是指一个地区或一个单位，在某一时期内，某种传染病的发病率超过了历年同期的发病水平；大流行则是说某种传染病在一个短时期内迅速传播、蔓延，超过了一般的流行强度；暴发则是指某一局部地区或单位在短时间内突然出现许多患同一种疾病的患者。

3. 感染后机体会发生特异性的反应。患传染病康复后，人体对同一种传染病病原体往往不再敏感，对这种病有了一定的抵抗力，这在医学上称为免疫。不同的传染病在病后免疫状态也有所不同。

五、传染病发生流行的因素

传染病的流行过程实际上就是传染病在人群中发生、传播及终止的过程，这个过程的形成需要传染源、传播途径及易感人群三个基本条件或者叫三个环节，同时还要受到社会因素、自然因素这两方面的影响。“三环节”为传染病的流行提供了可能性，而“两因素”则是传染病能否形成的动因。

六、传染病的病原体

能感染人的微生物在400种以上，它们广泛存在于人的口、鼻、咽、消化道、泌尿生殖道以及皮肤表面。而病原体则是指能引起疾病的微生物和寄生虫的统称。其中微生物占绝大多数，包括病毒、衣原体、立克次体、支原体、细菌、螺旋体和真菌等7大类；寄生虫主要有原虫和蠕虫。病原体属于寄生性生物，所寄生的自然宿主为动物、植物和人。

人的一生中可能受到非常多的病原体的感染，但在人体免疫功能正常的条件下一般并不引起疾病，有些微生物甚至对人的健康有好处，如肠道菌群（大肠杆菌等）能合成多种维生素。这些菌群的存在还可抑制某些致病性较强的细菌的繁殖，因此这些微生物被称为正常微生物群（正常菌群）；但当人的免疫力降低，人与微生物之间的平衡关系被破坏时，正常菌群也可引起疾病，所以又称它们为条件致病微生物（条件致病病原体）。

七、病原体能否引发疾病的影响因素

病原体侵袭到人体后不一定全都发病，一方面与机体当时的身体状态，也就是自身免疫力有关，另一方面还与病原体的致病性强弱、侵入数量及感染部位有关系。

一般来说，自身免疫力越弱，侵入人体的微生物越多，发病的可能性越大；特别是那些致病性较弱的病原体，需要有较大的数量才能引起人发病。不过，也有少数微生物致病性相当强，只要有很少的数量就可能引起感染和发病，如鼠疫、天花、狂犬病等。

八、传染源的概念

广义的传染源是指能引起疾病的微生物和寄生虫的统称。狭义的传染源是指体内有病原体生存、繁殖并能将病原体排出体外的人和动物。患者、病原携带者等都可以是传染源。部分动物包括家畜（如牛、绵羊、山羊、马、驴、骡、骆驼、猪、犬等），许多野生动物（如狼、老鼠、蝙蝠），还包括鸟类（家禽及野禽）等也可能成为传染源。

动物作为传染源的危险程度主要取决于它们与人接触机会的多少和接触的密切程度，此外也与动物传染源的种类和密度等有关。

九、传染病的传播途径

病原体更换宿主时在外界环境下所经历的途径，称为传播途径。具体地说，即病原体从传染源排出体外，经过一定的传播方式，到达并且侵入新的易感机体的过程叫传播途径。对人来讲，也就是如何得上传染病的过程和方式。传染病的传播途径主要有以下几种：

1. 飞沫传播。飞沫包括唾液、呼吸道分泌物和灰尘。呼吸道传染病的病原体主要存在于传染源的呼吸道分泌物中，当传染源在呼气、嚎哭、打鼾、咳嗽、打喷嚏、谈话时，可将含有大量病原体的分泌物通过飞沫从口鼻部喷出，这些飞沫的体积很小，在空气中悬浮的时间也不长（通常不超过几秒），使易感者吸入被感染。飞沫传播的范围仅限于患者或携带者周围的密切接触者。所有呼吸道传染病如流脑、猩红热、百日咳、流感、麻疹、腮腺炎等都可以通过此方式传播。随地吐痰也是传播呼吸道传染病的重要因素，因为痰液干燥后与灰尘混合一起飞扬于空气中，人体吸入后也可发病。空气传播不需要与病人直接接触，因此比其他途径传播更容易造成流行。

2. 通过水与食物传播，包括两种传播方式。一种是病原体通过粪便排出体外，污染水和食物，易感者通过饮用污染而又未经消毒处理的水和食用被污染的食物被感染。菌痢、伤寒、霍乱、甲型肝炎等肠道传染病、一些寄生虫病以及部分呼吸道传染病（如结核病、白喉等）通过这种方式传播。另一种是由于与“疫水”（也就是带有病原体的水）直接接触而引起感染（如血吸虫病、钩端螺旋体病等）。

3. 接触传播，包括直接接触传播和间接接触传播两种方式。①直接接触传播指易感者与传染源直接接触而感染疾病，不通过其他物体作为中介。如性病、狂犬病、皮肤炭疽病、鼠咬热等多是直接接触引起的。②间接接触传播，又叫日常生活接触传播。指由于接触了被传染源的排泄物或分泌物污染的物品而造成的传播。例如，食用被肠道传染病患者的手污染的食品就可能感染痢疾、伤寒、霍乱、甲型肝炎等；使用污染了的衣服、被褥、帽子等可能传播疥疮、癣等；用污染了的注射器注射可传播乙型肝炎等；污染的儿童玩具、餐具、文具可以传播白喉、猩红热；污染的毛巾可传播沙眼、急性出血性结膜炎；污染的便器可传播痢疾、滴虫病；疫水可传播血吸虫病；动物的皮毛可以传播炭疽、布氏菌病等。

4. 虫媒传播，指原体在昆虫体内繁殖，完成其生活周期，通过不同的侵入方式使病原体进入易感者体内。蚊子、跳蚤、蜱、苍蝇等昆虫为重要传播媒介。例如，蚊子传播疟疾、丝虫病、乙型脑炎；蜱传播回归热、森林脑炎、蜱虫病等；跳蚤传播鼠疫。

5. 血液传播，指通过输血或者共用未加消毒的注射器而被感染，见于乙型肝炎、丙型肝炎、艾滋病等。

6. 垂直传播，指母体患感染性疾病时病原体可通过胎盘或产道传给胎儿或新生儿。如 HBsAg 阳性的妊娠妇女可把乙肝病毒传给新生儿引起新生儿感染。

十、病原携带者的含义

病原携带者是指受到感染后没有出现明显的症状与体征，但却能够排出病原体的人。病原携带者是一个统称，因其所带的病原体不同而相应的称带菌（细菌）者、带毒（病毒）者、带虫（寄生虫）者。病原携带者排出病原体数量比病人少，但因缺乏明显症状而不易被发现，且能自由活动，所以他们往往成为更重要的传染源，甚至引起疾病的暴发。一般又可分为潜伏期、恢复期及健康病原携带者三种。

1. 潜伏期病原携带者。指受到感染后，在临床症状与体征出现之前就已能够排出病原体的人。脊髓灰质炎、麻疹、白喉、流行性脑脊髓膜炎、百日咳等传染病常有这种类型的病原携带者。

2. 恢复期病原携带者，也称病后病原携带者。指临床症状与体征已经消失但仍在继续排出病原体的人。多数传染病人在恢复期病原携带状态持续时间较短，如白喉。但少数传染病的病人持续时间较长，个别病例可终身携带，如伤寒与乙型病毒性肝炎患者病后多年甚至终身都可以携带病原体。

3. 健康病原携带者。指过去从来没有某种传染病的发病过程，但却仍能排出某病病原体的人。这种病原携带者通常只能靠化验方法检出。脊髓灰质炎、流行性脑脊髓膜炎、白喉等传染病都有此种类型的病原携带者。此类病原携带者多为隐性感染的结果，但隐性感染不一定均能成为健康病原携带者。

病原携带者作为传染源的意义，取决于排出病原体的多少，持续时间的长短，个人职业及个人卫生习惯等。

十一、传染病发病的季节性

不同的传染病有不同的特点，容易发生的时间也不相同。气候因素不仅对人群活动、动物宿主和媒介昆虫的孳生繁殖有明显影响，而且对环境中病原体的存活时间影响也很大。

一般冬春季节是呼吸道传染病的高发季节。究其原因，一是冬春季气候寒冷，人们多集中在室内，互相接触机会较多；二是门窗关得较严，空气不流通，室内较高的温度给空气中的细菌、病毒等病原体的生长繁殖提供了有利条件；三是室内外温差较大，当从温暖的室内外出时，突然间吸入的大量冷空气刺激呼吸道黏膜，使局部毛细血管收缩，血流量减少，呼吸道的免疫保护功能也随着下降，这时潜伏在呼吸道内的病原体乘虚而入，引发疾病。春季探亲访友、外出旅游的人增多，也给传染病的交叉感染带来了机会。

春夏之交，天气比较炎热，适合病毒的生长繁殖。对人体健康造成威胁的主要有三大类，首先是肠道传染病，比如霍乱、感染性腹泻等，还有幼儿的手足口病，这类主要是经口发生感染的传染病。第二类是呼吸道传染病，比如流感以及肺结核等，这个季节人与人之间的距离比较近，而且炎热的时候人体的抵抗力下降，很容易感染传染病。第三类就是跟自然界虫媒有关的，比如夏季蚊子逐渐增多，通过蚊子传播的乙脑、疟疾和登革热等在这个季节高发。

此外，夏秋季细菌特别容易繁殖，食物等容易腐败变质，易引发消化道传染病流行；再由于雨水增多、人们穿衣较少等原因，与一些病原的接触机会增多，也使得某些疾病容易发生。

十二、容易得传染病的人群

人是否容易得传染病取决于两个因素：一是机体的抵抗力，也就是人的自身免疫功能，免疫功能较差的人容易得病；二是接触病原体的机会。

一般来讲，所有未获得某种传染病特异性免疫力的人，都是该疾病的易感者，均有可能感染这种传染病。不同种类传染病的主要发病人群不同，不同职业人群中发病的情况也有一定差别，同一种传染病在不同的时期主要发病人群也会有所不同。比如，呼吸道传染病一般以儿童发病率最高。而由于劳动等原因，青壮年可能因为接触传染病的机会大，所以得传染病的机会也相对较多，如南方农民下水田插秧、收割、捕捞鱼虾或打湖草而感染血吸虫病；菜农在用未经处理的新鲜人粪施肥的菜地里赤脚、徒手劳动可感染钩虫病；牧民接产患布氏菌病的母羊所产出的羊羔而感染布氏菌病；南方冬季兴修水利，民工在野外简易工棚中留夜而感染流行性出血热；东北地区伐木工人在林区劳动而感染森林脑炎；医务人员若在防护条件不佳、制度不严的医院工作发生院内感染等。

饭前便后不洗手易引发肠道传染病。医疗卫生条件的变化，特别是疾病预防控制措施对抑制传染病传播起着重要作用。例如，在疫苗接种工作推行较好的地区，乙型肝炎、脊髓灰质炎、麻疹、结核病、百日咳、白喉及破伤风等的发病率与死亡率就会下降。

另外，是否容易得传染病还与自然环境、生活水平、居住条件、饮食和卫生习惯、医疗卫生状况，经济、文化、宗教信仰、风俗习惯、人口密度、人口移动等有关。

十三、容易发生传染病的地方

各种传染病在地理分布上都有一定的特点。有些传染病虽然遍及全球，但在不同地区分布却不均匀，有些只在一定地区流行。传染病的发生往往与当地自然环境和社会生活条件有关。

地理因素对传染病流行很有影响，不同的传染病在世界各地的分布存在着一定的差别，其发病率、死亡率也不同。如黄热病流行于南美洲和非洲，登革热流行于热带、亚热带地区，霍乱则在印度和印度尼西亚等地呈地方性流行。

从一个国家内的分布来看，不同地区之间发病率的差异也很明显。比如血吸虫病在中国有较严格的地方性，其流行只限于长江流域及以南的13个省、自治区、直辖市。其原因是血吸虫生活各个阶段都要在有水的条件下完成，故此病为沿水系地理分布。丝虫病在我国未基本消灭之前，主要分布在黄河之南15个省、市、区。而且不同丝虫种类（班氏丝虫与马来丝虫）的地理分布也很有差异。

从城乡分布情况看，有些传染病的分布表现出明显的城乡差异。城市人口多，居住拥挤，密度大，交通发达，人群流动性大，因此呼吸道传染病如麻疹、水痘、百日咳、流行性感冒、流行性脑脊髓膜炎等，经常在大中城市发生，一旦流行，传播十分迅速。如流行性感冒在大城市流行时，往往在2个月内便可传播到各个角落；而在偏僻的农村和山区，人口密度较低，交通不便，流动性小，一些呼吸道传染病不容易流行；有些偏僻山村，可以多年没有水痘、麻疹、腮腺炎等病发生，但一旦传入，却可以迅速蔓延，引起流行。农村因供水条件较差和饮食习惯等原因，肠道传染病的发病率明显高于城市。疟疾、血吸虫病、丝虫病、钩端螺旋体病及某些虫媒传染病的发病率也是农村高于城市。

另外自然灾害、经济贫困、战争或内乱、人口过剩或人口大规模迁移、城市衰败等因素均可导致传染病流行。

十四、动物传染病与人的关系

在一定条件下，某些动物的传染病也会传染给人类，这类传染病又叫做人畜共患传染病，简称人畜共患病。一般可分为以下几种情况：

1. 以动物为主的人畜共患病。病原体在动物间传播保持延续，并在一定条件下传播给人，但在人间不会引起传播。人好比流行的“死胡同”，即使人被感染，被感染者也不能传给另一个人。如旋毛虫病、狂犬病、钩端螺旋体病、森林脑炎等。

2. 以人为主的人畜共患病。病原体主要靠人延续世代和传播。如阿米巴病、人型结核等。

3. 人畜并重的人畜共患病。对于这类传染病，人和动物作为传染源的作用差不多，并可以互相成为传染源。如血吸虫病等。

4. 真性人畜共患病。病原体必须以人和动物作为终末宿主和中间宿主。如牛绦虫病、猪绦虫病等。

十五、人畜共患病的传播途径

1. 通过唾液传播。如患狂犬病的猫狗，它们的唾液中含有大量的狂犬病病毒，当猫狗咬伤人时，病毒就随唾液进入人体内，引发狂犬病。

2. 通过粪溺传播。如结核病、布氏菌病、沙门菌病等的病原体，都可借粪便污染人的食品、饮水和生活用品而传播。大多数的寄生虫虫卵就存在粪内。钩端螺旋体病的病原体则是经由尿液传播的。

3. 有病的畜禽在流鼻涕、打喷嚏和咳嗽时，常会带出病毒或病菌，并在空气中形成有传染性的飞沫，散播疾病。

4. 畜禽的全身皮毛和皮肤垢屑里，往往含有病毒、病菌、疥螨、虱子等，它们有的就是某种疾病的病原体，有的则是疾病的传播媒介。宠物爱好者如果不注意个人防范，任意与动物拥抱、亲吻、食同桌、寝同床，是有可能从它们身上染上共患病的。

十六、孕妇把传染病传给孩子的方式

孕妇在产前将其体内的病原体传给她的胎儿，而使自己的孩子患上传染病的过程叫做垂直传播，是孕妇与胎儿两代之间的传播，亦称母婴传播。垂直传播包括下列几种情况：

1. 经胎盘传播。受感染的孕妇体内的病原体可通过胎盘的血液使胎儿受到感染，称为经胎盘传播，但并非所有感染的孕妇均可引起胎儿感染。可以经胎盘传播的传染病有风疹、乙型肝炎、腮腺炎、麻疹、水痘、脊髓灰质炎、柯萨奇 B 族病毒感染、巨细胞病毒感染及虫媒病毒感染、梅毒等。

2. 上行性传播。指病原体经过孕妇的阴道，再通过子宫颈口到达绒毛膜或胎盘而引起的胎儿感染。如葡萄球菌、链球菌、大肠杆菌、肺炎球菌及白色念珠菌等可以通过这种方式感染胎儿。

3. 分娩引起的传播。胎儿从无菌的羊膜腔内产出而暴露于母亲严重污染的产道内，这时胎儿的皮肤、黏膜、呼吸道、肠道等都有受到病原体感染的机会。如果孕妇产道内存在淋球菌、结膜炎包含体及疱疹病毒等病原体，就有可能导致胎儿患上相应的传染病。

十七、发现传染病病例要报告

由于已知传染性疾病中，部分可对人类造成重度伤害，或是可能引发大流行，因此许多国家借政府的公权力，协助医疗体系严密监控这类疾病的发生及后续发展，避免疫情扩大，这些传染病特称为法定传染病。在相关法律下，通常医师有义务依照疾病分级，在指定的时间内或以规范的流程向卫生主管机关进行报告。

居民如果发现家里、邻居或其他地方有可疑的传染病患者，要立即向附近的疾病预防控制机构或者医疗机构报告，以便及时采取有效的隔离、治疗、消毒等措施，防止病情的延误和疫情扩散。

十八、传染病患者看病时的注意事项

传染病患者到医院看病或治疗时应采取一些保护措施，尤其是老人、小孩和抵抗力低下的人。如在呼吸道疾病高发季节或呼吸道传染病患者应主动戴口罩，这是一种讲文明、有道德的表现，还要尽量减少与医院中其他患者或人群接触，不要到人多的地方活动，这样既可保护自己免于感染新的疾病，又可减少已得疾病传染他人。如果是发热患者，应主动到医院指定的发热门诊就诊。传染病患者到医院时不要乱摸乱动医院的物品，尽量减少在医院停留的时间，离开医院时要及时洗手，有不明白的问题要向医生请教；回家后及时洗手，换洗外衣，以防医院物品和检验、检查报告单上的病菌污染双手，感染新的疾病。

十九、传染病的消毒

传染病消毒是指用物理或化学方法清除不同传播媒介物上的病原微生物，使其达到无害化的处理。其目的是切断传染病传播途径；防止传染病的病原体播散引起流行、发生交叉感染及引发并发症；保护其他人员免被感染。

不同的传播途径引起的传染病，消毒的方法及效果有所不同。

1. 肠道传染病，病原体随排泄物或呕吐物排出体外，污染范围较为局限，如能及时正确地进行消毒，阻断传播的效果较好。

2. 呼吸道传染病，病原体随呼吸、咳嗽、喷嚏等排出，再通过飞沫和尘埃播散，污染范围不确切，须在处理空气（最好开窗通风30分钟以上）的同时，隔离病人以中断传播。

3. 虫媒传染病则宜采取杀虫灭鼠等方法。

二十、家庭消毒方法

家庭成员与社会接触频繁，家庭中一旦发生传染病，应及时做好以下重点环节的消毒，以防在家庭成员中传播。

1. 空气消毒。可采用最简便易行的开窗通风换气方法，每次开窗30分钟以上，有条件的可以用一些空气消毒剂进行喷雾或熏蒸消毒；

2. 手的消毒。经常用肥皂和流动水洗手，尤其在饭前便后及接触污染物品后要洗手，也可用经批准的市售手消毒剂消毒；

3. 餐（饮）具的消毒。最好用煮沸的方法消毒，餐具要全部浸入水中，煮沸10～20分钟，消毒时间从煮沸时算起。也可用含氯消毒剂浸泡消毒，浸泡消毒时，水要漫过餐（饮）具；

4. 地面和床、桌椅、热水瓶、水龙头、门把手、开关、厕所、浴池等的消毒。可以用含氯消毒剂喷洒或擦拭进行消毒，水龙头、厕所门把手上以及比较潮湿的地方要注意重点消毒；

5. 衣被、毛巾等的消毒。可煮沸消毒10～20分钟，或在日光下暴晒，晒时要注意翻转，里外面都要充分晒到，日光直射，不仅可以保持干燥，更是消毒的好方法。也可用含氯消毒剂浸泡消毒，消毒时应注意含氯消毒剂有漂白作用；

6. 分泌物、呕吐物、排泄物消毒。病人的分泌物、呕吐物、排泄物丢弃前应及时用含有效氯消毒剂消毒，以免引起传染扩散。

二十一、食物消毒方法

瓜果、蔬菜的消毒可用0.2%～0.5%的过氧乙酸溶液浸泡10分钟，或用12mg/L的臭氧水冲洗60～90分钟。需要注意的是病人的剩余饭菜不仅不可再食用，而且还要进行严格处理，可选择煮沸30分钟；也可用20%的漂白粉乳剂或有效氯为50000mg/L的含氯消毒剂溶液浸泡消毒2小时后处理；最简单的还可焚烧处理。这些都是有效的消毒方法。

二十二、紫外线消毒灯使用方法

紫外线消毒灯的功率与数量需根据具体需要消毒场所的面积进行选择，以保证达到理想的杀菌效果。

使用紫外线消毒灯前必须先检查使用电压、频率是否与产品相符，并配用与本品相符的电源插座，然后接上电源，灯管里发出紫外光时说明紫外线杀菌消毒工作已开始。一般消毒照射时间不小于30分钟。现在我们常用的是10～15平方米的房间进行空气消毒时间为40分钟。

需要注意的一点是当紫外线杀菌消毒灯打开时，人员必须离开场所，以防紫外线光灼伤眼睛及皮肤，给人体带来伤害。

二十三、公共场所的消毒方法

传染病流行期间，公共场所应尽可能的通风换气。在确保公共场所的空调系统安全送气的同时，还可对整个供气设备和送气管路用500～1000毫克/升的含氯消毒剂溶液擦拭消毒。

1. 对住过病人的房间应及时进行空气消毒和物体表面的消毒。最常用的消毒方法是用15%的过氧乙酸溶液7毫升（1克）/立方米熏蒸2小时，也可以用2%的过氧乙酸溶液按8毫升/立方米气溶胶喷雾消毒1小时。需要注意的是消毒结束后需进行通风换气。

2. 对可能受污染的床上用品、毛巾等可用250～500毫克/升的含氯消毒剂溶液浸泡30分钟。家具、日常用品等物体的表面可用1000毫克/升含氯消毒剂溶液擦拭消毒。30分钟后用清水清洗或擦拭。

3. 对病人使用过的会议室、娱乐室及大厅、走道等场所应尽可能长时间地开窗通风换气。必要时可选择过氧乙酸进行空气和物体表面消毒。

4. 对住过病人的楼层走道的墙壁、地面和所有公用电梯、楼梯可用1000毫克/升的含氯消毒剂溶液按100毫升/平方米喷雾两遍，作用30分钟后对易腐蚀、褪色的部位可用清水清洗或擦拭。

二十四、开窗通风预防呼吸道传染病

开窗通风可使空气对流，通过空气对流能使室外的新鲜空气进入室内，可有效对空气中的微生物进行稀释、清除，显著减少室内微生物数量。所以说开窗通风是家庭预防呼吸道传染病最简单和有效的方法。

通风时每换去相当于整个房间容积的空气，称为1个换气次数。研究显示：1个换气次数约可除去空气中原有微生物的60%，5个换气次数可除去99%左右。在通风良好的情况下，开窗通风30分钟，能使室内空气中的细菌数减少70%以上，并且随着通风时间的延长，室内空气中的细菌数可继续减少，达到消毒的目的。每天坚持开窗通风，可以有效地清洁空气。

室内外温度相差越大则唤气速度越快、换气所需时间越短。同样一个80立方米的房间，在室内外温度相差15℃的情况下，彻底换气需要11分钟时间；而在室内外温度相差20℃的情况下，彻底换气只需要9分钟。如果温差无法准确掌握，一般开窗30分钟就足够了。开窗时间也以上午9：00～11：00或下午2：00～4：00为佳。因为这两个时间段内，气温已经升高，沉集在大气底层的有害气体已经散去，开窗换气效果较好。通风的时间可视室内温度和空气流动情况而定，时间愈长愈好，春季可每天开窗2～3次，每次20～30分钟为宜。需要注意的是家庭中出现呼吸道传染病人时，单纯的开窗通风不能达到消毒目的，还需要配合其他方法对室内空气进行消毒。

二十五、戴口罩预防传染病

戴口罩有一定的传染病预防作用。因为口罩确实能阻挡一部分飞沫，从而防止传染病经飞沫的直接传播。同时，戴口罩时还可以减少接触传播的机会。当传染病患者的呼吸道分泌物沾染到一些物品，如门把手等处，而其他人用手触摸到这些部位，然后再用手擦自己的鼻子或碰到嘴唇，就可能被传染上，这时戴口罩就可以避免这种接触性传播。

二十六、并非所有口罩都能预防传染病

口罩一般可分为医用和民用两种。医用的有12层、16层、18层和20层棉纱口罩、滤材口罩、符合N95或FFP2标准的防护口罩，还有处理尸体时戴的有活性炭过滤的防毒口罩、一次性外科口罩、一次性“猪嘴”口罩。民用的有4层、6层、8层和12层棉纱口罩、含有化纤成分的混纺口罩、加一层活性炭的黑口罩和印有卡通图案的1～3层布口罩。

民用口罩中只有12层棉纱口罩可阻止病原体的传播，戴其他口罩根本不能防病。

二十七、丙种球蛋白的防病作用

丙种球蛋白具有一定的抗细菌和抗病毒的免疫能力，主要成分是免疫球蛋白G（IgG），还有少量的免疫球蛋白M（IgM）和免疫球蛋白A（IgA），免疫球蛋白G的半衰期为16～24天。丙种球蛋白存在于血液中，市售丙种球蛋白注射液系由健康人血中提取。一般来讲，丙种球蛋白有如下两个作用：

1. 被动免疫作用。丙种球蛋白注入到缺乏丙种球蛋白的人体后，可以清除入侵细菌、病毒，并将这种免疫能力转移给人体，故称为被动免疫。但可惜的是，这种保护身体健康的作用是短暂的，仅为2～4周。

2. 被动免疫保护下的自动免疫作用。注入丙种球蛋白后机体可以得到一定程度的保护，此时如果再有病原体侵入，丙种球蛋白则可能使疾病的严重程度减轻或使人仅表现为隐性感染，从而使人体产生比较持久的自动免疫能力。所以如果有麻疹、风疹、流行性腮腺炎、甲肝流行或其他感染性疾病发生时，想保护易感者或体弱者，可以考虑注射丙种球蛋白。

但是应当注意，并非所有疾病都可以用丙种球蛋白来预防，也不是任何时候注射都能取得良好的效果。另外，在使用丙种球蛋白时，还应注意一些问题，一是丙种球蛋白不能与减毒活疫苗同时注射，注射丙种球蛋白后1个月之内不能注射减毒活疫苗，否则会影响疫苗的效果。二是丙种球蛋白不宜反复多次注射，因为反复多次注射不仅会影响产生自动免疫的能力，还可能使体内产生对抗丙种球蛋白的“抗抗体”，从而增加机体出现过敏反应的机会，甚至会使某些疾病慢性化。

所以，丙种球蛋白并不能特异性地产生针对某一种传染病的保护作用。对于一些体弱多病的人来讲，可以在医生指导下有选择地使用丙种球蛋白，而大家绝不能一哄而上都去注射丙种球蛋白。

二十八、转移因子的传染病预防作用

转移因子是从动物白细胞、脾脏等中提取出的一种小分子多肽，它能将供体的某些免疫力转移给无此免疫力的受体，从而触发和提高受体的细胞免疫功能，增强机体对某些疾病的抵抗力。

转移因子是细胞免疫反应中的一个重要因子，它能促进正常的T淋巴细胞转化、增殖，使之成为特异性的致敏T淋巴细胞，致敏T淋巴细胞与靶细胞或相应抗原发生免疫反应，阻抗外来或内生的组织兼容性抗原，以防止变态反应的发生，故对维持机体免疫功能的稳定方面起着重要的作用。此外，转移因子还可促进干扰素的释放。所以，从理论上讲转移因子有利于各种传染病的防治，但是否应该使用，还应由医生来决定。

据报道，转移因子对于反复呼吸道感染具有较好的治疗效果。反复呼吸道感染的原因大多与免疫功能低下有关，应用转移因子后，它能将供体淋巴细胞的某种特定或非特定细胞免疫功能特异地转移给受体（病人），使受体具有供体的细胞免疫能力。

二十九、常晒被褥预防传染病

被褥应当经常置于太阳底下晒晒。因为在潮湿的环境中，被褥极容易受潮，而人们入睡时分泌的汗液也是促使细菌与病毒滋生的因素，所以定期对被褥进行消毒很重要，阳光中的紫外线对细菌等病原体具有较强的杀灭作用。

一般情况下，在直射阳光下暴晒3～6小时，就可以杀灭抵抗力较弱的大部分致病微生物。但是对一些抵抗力强的病原微生物则需要连续暴晒数日才能将其杀灭。

三十、科学饮食预防传染病

人体内营养素的充足和均衡关系到机体免疫系统功能的强弱，与某些传染病也有一定的相关性，如维生素A就能大大降低麻疹患者并发肺炎时的死亡率。已有的营养学研究成果表明，通过膳食平衡，使人体得到充足的营养素补充，将大大提高人体对疾病的免疫力。因此在传染病流行期间，在日常饮食上要注意以下两点：

1. 注意食物的多样化。日常饮食应以清淡为主。有呼吸道疾病时，可选择半流质饮食，少吃多餐，避免高纤维或有刺激性的食物；适当选择水果，如梨、桔子等。应多吃一些增强免疫功能的食物如蘑菇、木耳、银耳等。便秘者可多食用香蕉。

2. 多吃新鲜蔬菜和水果。梨是很好的水果，以鸭梨最好，质酥汁多，效果更佳。其次是苹果、菠萝、杏仁等。蔬菜类以竹笋、冬瓜、萝卜、黄瓜、豆芽等为佳，最好的蔬菜是西红柿。

三十一、母乳预防传染病的作用

人们都知道，母乳是孩子体格和智力发育的最佳食品，实际上母乳还是孩子预防感冒等常见传染病的重要武器。

母乳中含有免疫球蛋白，也就是医学专家们常提到的“抗体”，它是机体免疫系统受到抗原刺激后产生的一种免疫物质，是一类与人体免疫功能密切相关的球形蛋白质，广泛存在于人体和动物体中。

许多研究表明，母乳含有对呼吸道黏膜有保护作用的几种免疫球蛋白，尤以分泌型IgA最多，IgM和IgG含量也不少。另外，母乳中还有一定量的对感冒病毒等有抑制作用的溶菌酶乳铁蛋白、巨噬细胞等免疫因子。所以，母乳喂养的宝宝比起非母乳喂养的孩子感冒的发生率低得多。

三十二、体育锻炼与预防传染病的关系

体育锻炼对提高机体免疫力有较强的作用，从而可以提高机体抵抗病原微生物感染的能力。有研究表明，体育锻炼可提高机体呼吸道和消化道黏膜上抗感染的分泌型免疫球蛋白水平，增加人体白细胞和杀伤细胞的数量；能增强神经内分泌系统的功能，促进人体自身分泌阿片肽，使人产生欣快感，从而对抗焦虑并能消除紧张情绪。那么，应该选择哪些运动项目呢？

一般认为，以有氧运动为主的项目最好，如快步走、慢跑、跳绳（慢跳）等。同时，还可根据自身的条件，选择简便、实用的锻炼方法，如健身路径器械、太极拳、羽毛球、乒乓球、爬山、游泳等。这些项目简便易行，同时又属有氧运动，对抗性不强，运动量和强度可自行调节，对增强心肺功能有较好的效果。当然，其他运动项目也都有一定的作用，关键在于是否适合自己。

在运动时还要注意运动量不宜过大。运动量过大，体能下降明显，反而会导致人体的免疫力降低，结果是事与愿违。运动量多少才合适要根据个人的实际情况进行判断，一般对健康人来说，运动后以不出现明

显的疲劳、肌肉酸痛为宜，也可根据心跳次数来确定。小运动量的锻炼可以在进餐和临睡前进行，较大运动量的锻炼要避免在空腹和晚间临睡前进行。早餐前不适合运动量过大、时间过长的锻炼；餐后30分钟内除了慢步走之外，不宜进行其他方式锻炼。户外锻炼每周至少2~3次，每次30~40分钟（可以分为两次，每次15分钟）。慢跑不少于10分钟，快步走不少于20分钟。

三十三、正确的洗手方法与步骤

1. 打开水龙头用流水冲洗双手；

2. 手心加入洗手液，双手互搓搓出泡沫；

3. 依次揉擦手掌、手背、指隙、指背、拇指、指尖及手腕，时间不少于20秒，揉擦时不要冲水；

4. 洗擦完后用流水将双手彻底冲洗干净；

5. 用干净毛巾或抹手纸彻底抹干双手，也可用干手机将双手吹干；

6. 双手洗干净后，不要再直接触摸水龙头，可先用抹手纸包裹着水龙头，再把水龙头关上；也可用手泼水将水龙头冲洗干净后，再用手将水龙头关上。

注意：①不要与别人共用毛巾或纸巾；②擦过手的纸巾用后应扔进垃圾桶里；③个人用的抹手毛巾应放置在干燥、干净的地方，并至少每日清洗一次，最好是能预备替换毛巾。

三十四、熏醋预防呼吸道传染病

细菌和病毒都需要有一定的生存环境，在pH低于7.2、温度高于37度的状况下不易生存。熏醋法可有效改变环境的酸碱度，使环境的pH低于7.2，也就是改变了细菌和病毒生活的环境，使细菌和病毒不易生存。

中国传统用的熏醋法就是将家中厨房的醋（最好是白醋），按照每平方米5~6毫升的量，再加两倍清水稀释后，放在炉上用小火煮来熏蒸，直至挥发完毕，每次大约需要1小时。

注意：①熏醋时要关紧门窗，家人先离开房内，等熏醋完毕后开窗通风，之后家人再回屋。②流感流行期最好能每日熏醋1次或隔日1次，连续1周。③不要盲目熏醋，一定要控制好熏醋的间隔次数和时间，因为如果浓度过高、时间过长，不但会引起人呼吸困难和恶心等症状外，还会对皮肤和呼吸道黏膜造成伤害，严重的还可导致气管炎、肺气肿、哮喘等病人的病情发作或病情加重，这样就得不偿失了。

三十五、自动免疫的含义

机体经抗原刺激后，人体自身所产生的免疫力称为自动免疫。自动免疫可分为天然自动免疫和人工自动免疫两种。例如人体患过麻疹后可产生麻疹抗体，这属于天然自动免疫；而经过麻疹疫苗接种使人体产生麻疹抗体，则属于人工自动免疫。

人工自动免疫既便宜又安全，是人类预防传染病的有效措施之一。天然自动免疫是感染某种传染病后得到的免疫力，对痊愈后患者来说虽然是一件好事，然而毕竟存在一定风险，所以不能依靠它来提高人的免疫力。

三十六、被动免疫的含义

被动免疫是指人体被动接受人工制备的由其他活体产生的抗体或淋巴因子而获得的特异性免疫能力，这些抗体或淋巴因子一经输入马上就可发生作用。如乙肝免疫球蛋白、破伤风抗毒素、抗蛇毒血清、抗狂犬病血清、丙种球蛋白等。被动免疫所获得的保护力虽然发挥作用快，但一般维持时间都比较短暂。

人工制备的免疫血清来源有两种：一种为动物血清，常用的是马、牛等大动物的血清，如破伤风抗毒素、白喉抗毒素；另一种为人的血清，如人血乙肝免疫球蛋白等。

三十七、疫苗的作用

疫苗是用经过人工减毒、灭活的病原微生物（如细菌、立克次氏体、病毒等）及其代谢产物，或利用基因工程等方法制成的用于预防接种的生物制品。

人或动物接种了疫苗后，疫苗能够刺激机体免疫系统产生针对这种病原微生物的特异性抗体。当人或动物再次接触到这种病原体时，体内存在的抗体就会中和病原体，避免发病；即使一段时间后抗体水平降低，人或动物的免疫系统也会对这种病原体有“记忆”，依循其记忆，可以制造更多的抗体来阻止病原微生物可能造成的伤害。

疫苗的发明是人类发展史上具有里程碑意义的重要事件。从某种意义上来说，人类繁衍生息的历史就是人类不断同各种疾病和自然灾害斗争的历史。接种疫苗是控制传染病最行之有效、最经济的措施，能够有效的控制传染性疾病所造成的伤害。而事实也证明了这一点，如在牛痘疫苗出现后，威胁人类几百年的天花病毒就被彻底消灭掉了，这是人类取得的用疫苗战胜病毒的第一个胜利，也更加坚定了人们用疫苗控制和消灭传染性疾病的信心。

三十八、疫苗的分类

疫苗有多种分类方法，按照其性质可以分为灭活疫苗和减毒活疫苗。

1. 灭活疫苗。选用免疫原性强的病原微生物或其代谢产物，经培养或接种于动物组织生长繁殖后，采取物理的、化学的方法使其失去致病能力但仍保留免疫原性，或应用抗原提纯和人工合成有效抗原的方法而制成的疫苗，俗称“死疫苗”。灭活疫苗进入人体后可引起免疫应答，但不能繁殖，没有致病性，比较安全、稳定，但需要多次注射才能产生连续而牢固的免疫力。百白破疫苗、流脑疫苗、伤寒疫苗、狂犬病疫苗等均为灭活疫苗。

此外，基因工程疫苗也属于灭活疫苗。基因工程疫苗是用基因重组技术克隆并表达保护性抗原基因，利用表达的抗原产物或重组体本身制成的疫苗。目前广泛应用的乙型肝炎疫苗就是一种基因工程疫苗。

2. 减毒活疫苗。是通过改变微生物的生长环境或者采取一定技术使之老化，或从自然界筛选出毒力高度减弱或基本无毒的活的微生物制成的疫苗。这种疫苗一般只需接种一次，因为它在机体内有一定的生长繁殖能力，能够在人体中不断繁殖，使接种者一生都拥有这种免疫能力。缺点是由于这种疫苗具有一定活性，有可能变异后恢复致病力，而引发相应疾病。另外，免疫功能低下的人不能接种这种疫苗。卡介苗、风疹疫苗、麻疹疫苗、口服脊髓灰质炎疫苗、腮腺炎疫苗等均属于这一类疫苗。

三十九、疫苗保护作用的维持时间

不同疫苗的保护作用持续时间不同，同一种疫苗接种在不同人体后保护作用持续时间也不完全相同。一般来讲，如果新生儿出生后按照国家免疫程序完成了疫苗的全程接种，其免疫力维持时间较长，通常情况下没有必要再接种同样的疫苗；但如果周围有疫情出现，还是应该按照当地疾病机构的安排进行接种，将感染疾病的危险降到最低。

四十、疫苗免疫接种的类型

1. 常规（定期）接种。这是免疫接种工作中最重要、最常用的一种类型，通常情况下都采用这种形式。即按国家或地方规定的免疫程序对固定服务区域内的应接种人群，按一定的周期（旬、双月、月、周、日）进行常规的预防接种。

2. 应急接种。是指当某种疫苗可预防的传染病暴发流行时，对受到该病威胁的人群，在短期内进行的紧急免疫接种。应急接种的疫苗必须是接种后产生免疫力快，对机体起保护作用的时间短于该病的潜伏期，且对已处于潜伏期的病人接种后没有危险性的。例如麻疹的潜伏期一般为7～14天，最长21天。接种疫苗后产生抗体的时间为7～11天，因此对易感者接种疫苗可控制疫情蔓延和终止流行。

3. 暴露后接种。即已知或疑似暴露于某种传染源后的预防接种，最常用的有狂犬病疫苗接种、用乙肝疫苗阻断乙肝的母婴传播等。这类接种和被动免疫制剂同时使用效果会更好，即将疫苗和抗血清或特异性免疫球蛋白同时注射。抗血清和特异性免疫球蛋白可延长疾病的潜伏期，这样疫苗就能有充足的时间激发人体产生免疫系统以抵御疾病。暴露后接种的预防效果还与接种时间密切相关，一般要求在暴露后24小时内进行第1次接种。

4. 突击接种。指选择适当时间，于短期内，由政府及卫生行政部门组织一定的人力和物力，对应接种对象进行预防接种。

5. 强化接种。指国家或地区为控制或消灭某种传染病，对人群免疫状况进行分析后，在短时间内对高危人群进行的普遍免疫接种，这种接种可以使人群迅速获得免疫保护，消灭免疫空白人群，阻断野毒株的传播。

四十一、一类疫苗和二类疫苗的区别

按照我国《疫苗流通和预防接种管理条例》规定，疫苗可分为两类，分别是第一类疫苗和第二类疫苗。第一类疫苗，是指由政府免费向公民提供，公民依照政府的规定受种的疫苗，包括国家免疫规划所包括的疫苗，省、自治区、直辖市人民政府在执行国家免疫规划时增加的疫苗，以及县级以上人民政府或者其卫生主管部门组织的应急接种或者群体性预防接种所使用的疫苗；第二类疫苗，由受种者或者其监护人承担费用、自愿受种的除第一类疫苗外的其他疫苗。

四十二、儿童必须接种的疫苗

国家规定纳入计划免疫的疫苗是适龄儿童必须接种的，疫苗接种的经费由国家财政负担。以下表格中的疫苗为目前国家免疫规划疫苗，在适龄儿童接种时均应免费。

国家免疫规划疫苗一览表

疫苗	接种年（月）龄	备注
乙肝疫苗	0、1、6月龄	出生后24小时内接种第1剂次，第1、2剂次间隔≥28天
卡介苗	出生时	
脊灰疫苗	2、3、4月龄，4周岁	第1、2剂次，第2、3剂次间隔均≥28天
百白破疫苗	3、4、5月龄，18～24月龄	第1、2剂次，第2、3剂次间隔均≥28天
白破疫苗	6周岁	
麻风疫苗（麻疹疫苗）	8月龄	
麻风腮疫苗（麻腮疫苗、麻疹疫苗）	18～24月龄	
乙脑减毒活疫苗	8月龄，2周岁	
A群流脑疫苗	6～18月龄	第1、2剂次间隔3个月
A+C流脑疫苗	3周岁，6周岁	2剂次间隔≥3年；第1剂次与A群流脑疫苗第2剂次间隔≥12个月
甲肝减毒活疫苗*	18月龄	

*由于疫苗供应和经济原因，甲肝减毒活疫苗仅在部分地区对满18个月孩子进行免费接种。

四十三、打预防针前后的注意事项

打预防针前，家长最好给孩子洗洗澡，换上干净的衣服。要主动、如实向医务人员提供儿童的健康状况，如果儿童有发热、过敏史，曾患有各种急慢性疾病、严重营养不良，有癫痫（羊角疯）等脑病史，有免疫功能缺陷、近期使用过丙种球蛋白或免疫抑制剂等情况，家长一定在接种前向医务人员详细说明，由医务人员对儿童进行体检后决定是否接种疫苗或暂缓接种。

目前使用的疫苗一般来说都是安全有效的，但偶尔也会发生急性过敏，因此儿童接种疫苗后必须在接种场所观察30分钟，没有异常反应后才能离开。孩子接种疫苗后当天不要洗澡，不要进行剧烈运动。注射部位要保持皮肤清洁。由于个体差异等原因，接种后在产生免疫的过程中，一些孩子可能会出现注射部位红肿、发烧等反应。接种后如果出现红肿，可用生土豆片贴在红肿部位，但要避开针眼。如果出现发热，在38℃以下属于正常反应，持续2～3天就可恢复正常。如果持续发热38℃以上、接种部位红肿超过1周或接种疫苗后身上出现皮疹，都应该立即向接种单位反应情况，并及时到医院就诊治疗。

四十四、孩子可以同时注射多种疫苗

两种或两种以上的疫苗可以同时接种，但应在不同部位接种。两种减毒活疫苗如果没有同时接种，应至少间隔4周再接种；不同灭活疫苗，以及减毒活疫苗和灭活疫苗可以同时接种，也可以间隔任何时间接种。常见的减毒活疫苗有卡介苗、脊灰疫苗（糖丸）、乙脑减毒活疫苗、麻疹疫苗、麻风疫苗、麻腮疫苗、风疹疫苗和腮腺炎疫苗等；常用的灭活疫苗有重组乙肝疫苗、百白破三联疫苗、白破二联疫苗、流脑疫苗、流感疫苗、甲肝灭活疫苗等。

四十五、儿童不宜接种疫苗的情况

接种时应严格按照疫苗的使用说明进行接种，不同种类疫苗的接种禁忌证不一样。每次接种疫苗前，家长要如实向医生反映儿童近期和既往的健康状况，以确定儿童是否可以接种相关疫苗。一般来说，患有各种急性传染病、发热、肝肾疾病、高血压、心脏病、免疫功能低下或免疫缺陷、哮喘、活动性风湿症、活动性结核、荨麻疹等病人，不能接种疫苗。如果必须接种，应该在症状缓解、恢复健康后，在医生的指导下进行免疫接种。

四十六、预防接种异常反应及处理程序

预防接种异常反应是指合格的疫苗在实施规范接种过程中或者实施

规范接种后造成受种者机体组织器官、功能损害，相关各方均无过错的药品不良反应。接种后如果出现异常反应，要及时与预防接种门诊联系，并及时到医疗机构诊治。县级疾控机构要派出预防接种疑似异常反应调查诊断专家组进行调查诊断并做出调查诊断结论。如果受种方、接种单位、疫苗生产企业对预防接种异常反应调查诊断结论有争议，可向接种单位所在地设区的市级医学会申请进行预防接种异常反应鉴定。为规范预防接种异常反应的鉴定工作，卫生部于2008年9月制定下发了《预防接种异常反应鉴定办法》，并于2008年12月1日起正式实行。

四十七、变态反应的含义

有的人呼入某种花粉或尘土会突然出现过敏性鼻炎或哮喘，有的人注射某种疫苗后会出现过敏性紫癜，有的人吃过某种食物后会发生奇痒难忍的荨麻疹……这些本来无毒无害的物质在个别人体内引起组织损伤或生理功能紊乱的异常免疫反应叫变态反应。

变态反应是人体针对某些抗原物质发生过度免疫反应而造成不利于人体的病变，是一种病理性免疫反应。

四十八、常见的变态反应性疾病

变态反应包括四个类型：速发型变态反应、细胞毒性变态反应、免疫复合物型变态反应和迟发型变态反应。常见的变态反应性疾病有过敏性鼻炎、哮喘、结膜炎、湿疹、食物过敏、药物过敏等。

预防的关键是要了解引起变态反应的过敏原，避免再次接触过敏原。

四十九、免疫缺陷的概念

免疫缺陷是指由于人体的免疫系统发育缺陷或免疫反应障碍导致人体的抗感染能力低下，表现为严重感染或反复感染的疾病，分为原发性免疫缺陷和继发性免疫缺陷两类。原发性免疫缺陷主要见于婴儿和儿童。

如果儿童出生后出现反复感染，就要到医院检查一下免疫功能，确定是否有免疫缺陷。有免疫缺陷的儿童不能接种各种活疫苗，否则可能会带来严重后果。

五十、接种疫苗失败的原因

有人打了预防针后还会得病，原因主要有以下几种：

1. 疫苗接种的时间太晚。有的人知道周围发生了一些病人，就急忙去打预防针。但他可能接种前已经得了这种病，只是正处在该病的潜伏期和前驱期，症状不明显而已，因此免疫接种后不久就发病。这种情况是由于接种的时间太晚，疫苗没有起到保护作用。不管有没有接种疫苗，随着病程的发展，疾病都会发生。

2. 接种疫苗获得的免疫力衰退。接种疫苗后，体内所产生抗体的有效时间是一定的。有的疫苗是一次免疫终生有效，有的疫苗免疫保护时间可达10~20年，而有的疫苗免疫保护时间仅1~2年。超过有效的免疫保护期限，机体的免疫力就会消失，一旦接触病原体，就会得病。

3. 接种不成功。有些人虽然接种了疫苗，但是由于疫苗质量、接种技术和个体因素等原因，接种后不能产生免疫力。所以尽管接种了疫苗，但由于接种不成功，接触致病微生物后仍可发病。

此外，细菌侵入的形式、病原体致病力的强弱以及人体的内外环境等都对机体的发病有影响。

第二章　常见传染病30种

一、流行性腮腺炎

1. 认识流行性腮腺炎

流行性腮腺炎简称流腮，又叫“痄腮”，俗称“猪头疯”、“蛤蟆瘟”、“对耳风”等，是儿童和青少年中常见的呼吸道传染病，亦可见于成人。它是由腮腺炎病毒侵犯腮腺引起的急性呼吸传染病，并可侵犯各种腺组织或神经系统及肝、肾、心脏、关节等器官。

腮腺炎主要在儿童和青少年中发生，特别是以5～15岁患者较为多见，2岁以下、40岁以上则很少发病。腮腺炎在冬春季发病较多，但全年都可发生感染流行。常在托儿所、幼儿园、学校和新兵中暴发。大约每2年发生一次流行。一次感染后可获得终身免疫，但个别抗体水平低下者，亦可再次感染。

2. 流行性腮腺炎的传染源

发病早期的病人和隐性感染者都是本病的传染源。流行性腮腺炎病毒存在于患者唾液中的时间较长，腮肿前6天至腮肿后9天均可从病人唾液中分离出病毒，因此在这两周内病人有高度的传染性。感染腮腺炎病毒后，有的人并没有腮腺炎表现，而有其他器官如脑或睾丸等症状者，唾液及尿也可检出病毒。在大流行时约30%～40%患者仅有上呼吸道感染的亚临床感染或隐性感染，是重要传染源。

3. 流行性腮腺炎的传播途径

流行性腮腺炎病毒在唾液中通过飞沫传播（唾液及污染的衣服亦可传染），其传染能力比麻疹、水痘弱一些。孕妇感染本病以后可以通过胎盘传染给胎儿，从而导致胎儿畸形或死亡，流产的发生率也会增加。

4. 流行性腮腺炎的易感人群

实际上各类人群对本病普遍易感，但其易感性随着年龄的增加而下降。青春期后发病者男性多于女性。

5. 流行性腮腺炎的主要临床表现

病毒侵入人体后一般经过 8～30 天（平均 18 天）的潜伏期，病人开始发病。起病大多较急，无前驱症状。有发热、畏寒、头痛、咽痛、食欲不佳、恶心、呕吐、全身疼痛等，数小时后腮腺肿痛，逐渐明显，体温可达 39℃以上，成人患者一般临床上表现较为严重。

腮腺肿胀最具特征性。先是一侧发病，一般以耳垂为中心，向前、后、下发展，状如梨形，边缘不清；局部皮肤紧张，发亮但不发红，触之坚韧有弹性，有轻触痛；说话、咀嚼（尤其进酸性饮食）时刺激唾液分泌，导致疼痛加剧；通常一侧腮腺肿胀后 1～4 天对侧腮腺也会受到影响，双侧肿胀者约占 75%。颌下腺或舌下腺也可同时被累及。重症者腮腺周围组织高度水肿，使容貌变形，形成的一些有特点的“形象”，因此不同地区的民间对腮腺炎有着不同的叫法，如“蛤蟆瘟”、“大嘴巴”、“猪头肥”等。整个病程约持续 10～14 天。

6. 流行性腮腺炎的并发症

流行性腮腺炎是一种自愈性疾病，当机体对腮腺炎病毒产生抗体，1～2 周后便可自愈。但其引起的并发症却不可轻视。所以说，腮腺炎本身并不可怕，但它可能引起的并发症却要高度警惕。

最严重的并发症是脑膜炎或脑膜脑炎。在腮腺肿大前 6 天至肿后 2 周内出现可出现这种情况，一般多在一周内发生。临床表现为急性高热伴剧烈头痛、呕吐、嗜睡或意识障碍等。重症者可致死亡。

睾丸炎是男孩子最常见的合并症，常见于腮腺肿胀后一周左右出现，病人突发高热、寒战、睾丸肿痛并有剧烈触痛，重者阴囊皮肤发生显著水肿，30%～40%受累睾丸发生萎缩。在青春发育期后感染腮腺炎并发双侧睾丸炎的，则有可能影响生育。

约有 4%～5%患者会发生心肌炎，多发生于病程第 5～10 天。表现为面色苍白，心率增快或缓慢，心音低钝，心律失常，暂时性心脏扩大，收缩期杂音，严重者可致死。但多数患者仅有心电图改变而无明显临床症状。

此外还可以并发卵巢炎、乳腺炎、甲状腺炎等。孕妇感染后可通过胎盘传染胎儿，导致胎儿流产、畸形或死亡。

7. 流行性腮腺炎的预防

（1）管理好传染源。尽早隔离患者直至腮腺肿完全消退为止。接触者一般不强制检疫，但在集体儿童机构、部队等应留验3周，对可疑者应立即暂时隔离。

（2）及时接种疫苗。如接种流行性腮腺炎减毒活疫苗。这是鸡胚细胞培养减毒活疫苗，国外自1966年开始大量使用，其预防感染的效果在小儿可达97%，成人中可达93%。腮腺炎活疫苗与麻疹、风疹疫苗同时联合使用，三者之间互不干扰。免疫后，腮腺炎病毒的中和抗体至少可保持9.5年。

（3）药物预防。用板蓝根30克或金银花9克煎服，每日1剂，连续6天。

小问题

流行性腮腺炎和化脓性腮腺炎是一回事吗

二者不是一回事，流行性腮腺炎是由腮腺炎病毒引起的急性呼吸道传染病，而化脓性腮腺炎较为少见，是由化脓性致病菌所引起的，最常见的致病菌是金黄色葡萄球菌。该病多数并发于一些患有严重疾病（如急性传染病）或大手术后的病员。

正常时，腮腺分泌大量唾液经腮腺导管排入口腔，有帮助消化及冲洗自洁作用。重病及消耗性疾病，如急性传染病后期或胸、腹部大手术后的病员，机体抵抗力下降，全身及口腔的免疫能力减弱，唾液分泌功能障碍，致病菌经腮腺导管逆行进入腺体而发生急性化脓性腮腺炎。此外，外伤或周围组织炎症的扩展，涎石、疤痕挛缩等影响唾液排除，也可引起本病。

二、麻疹

1. 麻疹的概念

麻疹，是儿童最常见的呼吸道传染病，俗称“疹子”、“痧子”，是由麻疹病毒引起的，其传染性很强，在人群密集且又未普遍接种麻疹疫苗的地区容易周期性流行。这种病多发生于婴幼儿，但近年来，国内有的地方一些年龄较大的儿童甚至成年人也得了麻疹。患过麻疹后可获得较为持久性的免疫力，多次感染麻疹的情况少见。

2. 麻疹的常见临床表现

本病的潜伏期为7～21天，一般为10～14天。在潜伏期内可有轻度体温上升。

（1）前驱期，也称出疹前期，一般为3～4天。这一期的主要表现类似上呼吸道感染症状，如发热，可见于所有病例，多为中度以上发热；另外有咳嗽、流涕、流泪、咽部充血等卡他症状，以眼症状突出，结膜炎、眼睑水肿、眼泪增多、畏光、下眼睑边缘有一条明显充血横线。另一常见体征为Koplik斑，一般在出疹前1～2天出现，为本病早期特征，为直径约1.0mm灰白色小点，外有红色晕圈，开始仅见于对着下臼齿的颊黏膜上，但在一天内很快增多，可累及整个颊黏膜并蔓延至唇部黏膜，黏膜疹在皮疹出现后1～2日内即逐渐消失可留有暗红色小点。有个别病人会出现皮肤荨麻疹、隐约斑疹或猩红热样皮疹，在出现典型皮疹时消失；部分病例还可有一些非特异症状；如全身不适、食欲减退、精神不振等。婴儿可有消化系统症状；幼儿常有呕吐、腹泻，在软腭、硬腭弓出现红色细小内疹。

（2）出疹期，多发生在发热后3～4天。此时体温可升高至40℃～40.5℃，皮疹开始为稀疏不规则的红色斑丘疹，疹间皮肤正常，始见于耳后、颈部、沿着发际边缘，24小时内向下发展，遍及面部、躯干及上肢，第3天皮疹累及下肢及足部，病情严重者皮疹常融合，皮肤水肿，面部浮肿变形。大部分皮疹压之褪色，但也有出现瘀点者。全身有淋巴结肿大和脾肿大，并持续几个星期，可引起腹痛、腹泻和呕吐。阑尾黏膜的麻疹病理改变可引起阑尾炎症状。疾病极期特别是高热时常有谵妄、激惹及嗜睡状态，多为一过性，热退后消失，与以后中枢神经系统合并症无关。此期肺部有湿性啰音，X线检查可见肺纹理增多。

（3）恢复期。出疹3～4天后皮疹开始消退，消退顺序与出疹时相同；在无合并症发生的情况下，食欲、精神等其他症状也随之好转。疹退后，皮肤留有糠麸状脱屑及棕色色素沉着，7～10天痊愈。

3. 诊断麻疹时的注意事项

通常情况下，依据流行病学的资料及患者的临床表现，对典型的麻疹可以很容易地做出诊断。在没有出现疹子时如果发现麻疹黏膜斑，对早期诊断有很大的帮助；上呼吸道炎症症状以及皮疹的形态分布特点都对诊断有一定帮助；麻疹后留下的色素沉着及脱屑，对恢复期进行诊断也有一定意义。

但在诊断麻疹时还是应当注意与其他出疹性疾病进行鉴别，如幼儿急疹（此病多见于婴幼儿，常常突然发生高热，持续多日，退热以后，出现玫瑰色、散在的皮疹）、猩红热（常表现为发热、咽痛1～2日后，全身出猩红色针尖大小的皮疹，皮疹之间的皮肤也发红，皮疹退后常伴有大片脱皮。患者的白细胞数增多）、肠道病毒感染（本病的皮疹没有什么特点，可以表现为斑丘疹、疱疹、瘀点，常伴有咽痛、肌肉痛、腹泻及无菌性脑膜炎）和药物引起的皮疹（多因患者近期服用过一些药物而致，皮疹的形式多种多样，停药后皮疹不再发展，并且逐渐消退）。

4. 麻疹的治疗

麻疹病人应卧床休息，室内保持清洁、温暖、空气新鲜，光线不宜太强，避免直接吹风。要保持口、鼻、眼部的干净清洁，可用4%硼酸溶液或生理盐水清洗眼、鼻和口腔，然后涂上甘油或4%硼酸软膏。多喂水，给容易消化饮食。

同时要进行对症治疗。发热过高时，可用退热剂或头部冷敷；咳嗽频繁，可用镇咳剂；烦躁不安时，可给苯巴比妥等镇静剂；单纯喉炎，可增加室内湿度或用蒸气吸入；眼部分泌物过多时，可用0.5%氯霉素滴眼。

5. 麻疹的预防

8个月以上的适龄儿童（没有得过麻疹的儿童）要按照免疫规划程序及时接种麻疹减毒活疫苗；与麻疹患者接触过的儿童，如果以前没有得过麻疹或者没有接种过疫苗，要尽早（5天内）接种麻疹疫苗（应急接种预防）。患了麻疹的患者，要进行隔离，直到出疹5天以后才能解除；如果有并发症，就要延长到出疹后10天。

平时居室内要多通风，勤洗手，多锻炼身体，在麻疹流行季节少去人群密集的公共场所。

小问题

动物会传播麻疹吗

不会。患了麻疹的病人是麻疹的唯一传染源，传染性极强。潜伏期末至出疹后5日内均有传染性，传染期患者口、鼻、咽、眼结合膜分泌物中含有麻疹病毒，主要是由飞沫经呼吸道传播。

三、水痘

1. 水痘的概念

水痘是由水痘－带状疱疹病毒原发感染引起的一种发热性出疹性疾病，具有高度的传染性，水痘在全球广泛流行，全年皆可发病，以冬春季节多见，感染性强，传播快，主要发生在婴幼儿。其主要症状以发热、剧烈瘙痒及成批出现周身性红色斑丘疹、疱疹、痂疹为特征。临床上以皮肤黏膜分批出现斑丘疹、水疱和结痂，而且各期皮疹同时存在为特点。感染水痘痊愈后，病毒往往不能从体内彻底清除，而是潜伏在人的脊神经根内，当人体抵抗力下降时，病毒可被重新激活引发带状疱疹。

2. 水痘的传播方式和易感人群

水痘传染性强。一般经空气飞沫、接触患者新鲜水疱液或黏膜分泌物的方式传播，也可通过接触污染的用物间接感染。水痘患者是本病的主要传染源，自水痘出疹前1～2天至皮疹干燥结痂时这一段时间均有传染性；儿童与带状疱疹患者接触亦可发生水痘。易感儿童接触带状疱疹患者，也可发生水痘。易感儿发病率可达95%以上，学龄前儿童发病最多。

3. 水痘的危害

感染后可引发原发性的水痘和继发性的带状疱疹两种临床表现不同的疾病；当患者免疫力低下时，还可能发生无菌性脑炎、肺炎及其他脏器的并发症，并可能导致死亡。有的可引发皮肤、中枢神经、呼吸道及其他脏器并发症，从而发生死亡病例。孕妇与婴儿如感染水痘后果更危险。

4. 水痘的预防

适龄儿童应及时接种水痘疫苗，临床对照试验证明，接种水痘疫苗的保护率在90%以上，这也是预防水痘最有效的措施。一旦发现患有水痘的儿童，应立即隔离治疗，出痘后2周方可回校。另外，居室多通风，平时要做到勤洗手、积极锻炼身体，水痘流行季节少去人群密集的公共场所。

小问题

得了水痘很危险吗

对于平时比较健康、抵抗力很强的孩子来说，出水痘只是一件有点麻烦的事情而已，很快就会恢复。但是对那些免疫能力很差，或者本身正在患哮喘、白血病等其他慢性疾病的孩子来说，感染水痘可能会引起很严重的并发症，比如肺炎和脑炎等。所以这样的孩子一旦有感染水痘的迹象，就应该立即被送往医院，及时采取一些特殊的预防和治疗措施，比如注射免疫球蛋白和水痘疫苗。但这些必须在刚发病24小时内注射才有显著效果。

另外，孕妇患水痘也会给胎儿带来很多危险，妊娠早期患水痘可导致畸胎，妊娠后期患水痘可致胎儿先天性水痘综合征、新生儿水痘等情况。因此孕妇一旦出水痘应及时去医院做检查并采取相关措施。

四、手足口病

1. 手足口病的基本概念

手足口病是由多种肠道病毒引起的常见传染病，如柯萨奇病毒A16型、肠道病毒EV71等。3岁及3岁以下婴幼儿更容易发病，约占发病人数的80%左右。

大多数患儿症状轻微，以发热和手、足、口腔等部位的皮疹、溃疡为主要特征，个别患儿还会出现心肌炎、肺水肿、无菌性脑膜炎等，如不及时治疗可危及生命。

手足口病传播快，非常容易在儿童中流行。手足口病目前没有疫苗，但只要早发现、早治疗，是完全可防可治的。

2. 手足口病的传染源

手足口病的传染源是患者、隐性感染者和无症状带毒者。在流行期间，患者是主要的传染源。患者发病前数天，感染者咽部与粪便就可检出病毒，通常以发病后一周内传染性最强。健康带病毒者和轻型的散发病例是非流行期和流行期的主要传染源之一。

3. 手足口病的主要传播途经。

手足口病多经过以下三种途径传染给健康人：

（1）人群密切接触传播。儿童通过接触被病毒污染的手、毛巾、手绢、水杯、玩具、餐具、奶具和床上用品、内衣等引起感染。人群密切接触传播是手足口病主要的传播方式。

（2）患者咽喉分泌物及唾液中的病毒可通过空气飞沫传播，平常与生病的患儿近距离接触可发生感染得病。

（3）饮用或食入被病毒污染的水、食物也可发生感染得病。

门诊的交叉感染和口腔器械消毒不严格也是造成手足口病传播的原因之一。

4. 手足口病的易感人群

人对 EV71 病毒和柯萨奇病毒 A16 型肠道病毒普遍易感，各个年龄的人都可以感染发病，人群发病随年龄增长而显著降低。手足口病的患者主要为学龄前儿童，尤其是小于 3 岁的儿童感染率和发病率最高。

感染病毒后可以获得免疫力，成年人大多数已经通过隐性感染而获得了相应的免疫力。成人感染后一般不发病，也无任何症状，但感染后会传播病毒，所以成人也应做好个人防护，以免传染给孩子。

5. 手足口病的流行规律

从流行周期方面来讲，在人群中，每隔 2～3 年就会出现一次手足口病的流行。从流行方式上来讲，手足口病常在暴发流行后散在发生，幼儿园和托儿所是本病流行的主要场所，家庭也有聚集发病现象。从季节性上来看，手足口病一般全年均有发生，5～7 月为高发期，冬季发病较为少见，但近两年国内流行开始的时间一直在提前。

6. 手足口病的早期识别

当人感染了肠道病毒病（含 EV71）后就可能引起手足口病，潜伏期最短为 12～24 小时，最长为 6 天，一般为 2 天。有的患者可能什么症状都没有或者仅有轻度不适（不舒服），而有的可能有严重的并发症甚至死亡。

发病前，患者往往没有明显的前驱症状，所以多数患者是突然发病。大约有一半的患者在发病前 1～2 天或发病的同时有发热，多在 38℃左右。

手足口病主要侵犯患者的手、足、口、臀四个部位（有人称这为四部曲）。因为身体上出现的疹子不像蚊虫咬的，不像药物引起的疹子，不像口唇牙龈上的疱疹，也不像水痘，所以又称“四不像”；另外，这种疹子还有不痛、不痒、不会结痂、不会结疤的四“不”特征。

部分患者初期有轻度上呼吸道感染的症状，如发热、咳嗽、流鼻涕、恶心、呕吐等。

由于口腔内的疱疹破溃后就出现溃疡，小儿往往感觉疼痛难忍，不停地啼哭、烦躁、流口水，不能吃东西，而且尿液发黄。口腔黏膜疹出现得比较早，开始的时候是像小米粒或绿豆大小、周围发红的灰白色小疱疹或者红色丘疹，主要位于面颊（脸）部、舌、口唇内侧、手心和足心、臀等部位。手、足等部位出现或平或凸的斑丘疹或疱疹，皮疹不痒，斑丘疹在 5 天左右由红变暗，然后消退；疱疹呈圆形或椭圆形扁平凸起，里面有浑浊的液体，大小如黄豆样，一般没有疼痛及痒感，愈合后也不会留下痕迹。手、足、口、臀部位的病损在同一患者身上不一定全部出现。

7. 手足口病的常见并发症

手足口病主要表现在皮肤和口腔上，但病毒感染是全身性的，少数病例表现为病毒侵犯心、脑、肾等重要器官的症状，临床上并发心肌炎。手足口病病毒还可以引起无菌性脑膜炎，这时的症状有发热、头痛、颈部僵硬、呕吐、容易烦躁、睡觉不安稳等；身体有时还能发现非特异性的红丘疹，甚至有点状的出血点。病毒侵犯中枢神经系统，可引起脑炎、脑干脑炎，表现为嗜睡、精神萎靡、脑膜刺激症状等，严重者表现为神经源性肺水肿，导致死亡，以 1 岁左右的儿童多见。所以对手足口病的防治不能忽视。

8. 手足口病患儿的治疗

手足口病大多数病例没有并发症，预后一般良好，不经治疗，患者也可在1周左右痊愈。

对发热症状较重者，治疗原则主要是对症处理，同时可服用维生素B、维生素C或抗病毒药物；采用口服清热解毒利湿中药和口腔涂药等也有较好的效果。有并发症的患者可肌肉注射丙种球蛋白。

在患病期间，应加强患者的护理，注意口腔卫生，吃饭前后可用生理盐水或温开水漱口，吃的东西应该以流质及半流质等没有刺激性的食品为好。不要吃冷、热、辛辣、有刺激性的食物；患者要多喝温开水。同时要保持衣服清洁，避免皮肤感染。

由于手足口病可并发心肌炎、脑炎、脑膜炎和弛缓性麻痹等，所以患儿家长要及时带孩子到当地医疗机构就诊、复查。

9. 在家中治疗手足口病时的注意事项

如患儿被诊断为手足口病嘱留家治疗时，家长应做好注意以下几个方面的问题：

（1）要密切注意孩子是否有烦躁不安或嗜睡等异常行为表现，如出现发热、长口疮和手掌心、脚底或臀部出现红疹时，应引起重视，尽快带孩子去医院就诊。

（2）患上手足口病的儿童在水泡未彻底干、掉之前，应留在家中。患儿在此期间应避免同其他儿童接触，直至康复为止。家长不应带孩子到公共场所或人多的地方玩耍。患病的儿童在完全治愈之前，不应该上学或去幼儿园。

（3）按照医嘱，按时服药，加强护理，保持皮肤清洁、干燥，防止疱疹破裂后继发细菌性感染。

（4）密切观察患儿的病情变化，一旦发现病情加重，应及时送医院救治。

（5）使用消毒液对日常用品、玩具、尿布、患儿粪便及其他排泄物进行消毒，对奶具、餐具煮沸消毒。将衣被置于阳光下暴晒，室内定期开窗通风，保持空气流通。

10. 预防手足口病的十五字诀

手足口病目前还没有预防疫苗，但该病是可防可治不可怕的。平时只要做到“勤洗手、吃熟食、喝开水、多通风、晒衣被”，养成良好的卫生习惯，坚持早发现、早隔离、早治疗的防治措施就完全可以预防手足口病的发生。具体来讲，要做到以下几点：

（1）养成良好的个人卫生习惯和饮食习惯，饭前便后洗手、勤洗澡。

（2）提倡喝开水，不喝生水，不吃生冷食物，剩饭剩菜要加热后再食用。

（3）家长要经常对孩子居住的房间进行通风换气。注意家庭室内外的清洁卫生，家庭成员的衣服、被褥常在阳光下暴晒。家庭和托儿所、幼儿园要对手足口病患病儿童用过的食具、衣物进行煮沸消毒。患者的排泄物必要时也要用漂白粉进行消毒。

（4）流行期间尽量少带孩子去拥挤的公共场所，特别是尽量避免与其他有发热、出疹性疾病的儿童接触。流行期间医院应设立专门诊室，严防交叉感染，减少被感染的机会。

（5）搞好孩子营养的合理搭配，让孩子休息好，适当晒太阳，增强自身的免疫力。

（6）家禽、家畜要圈养，避免人、畜混住一处，尤其要减少儿童与家禽、家畜的直接接触。

（7）家长要多注意观察孩子身体状况的变化，一旦发现孩子有发热、出疹等表现，应尽早带孩子到医院就诊，并积极配合医生的治疗。托儿所、幼儿园也要做好早晨的检查工作，以便及早发现手足口病患病儿童，尽早隔离治疗。

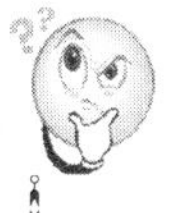

小问题

手足口病与口蹄疫如何区别

口蹄疫与手足口病是截然不同的两种传染病，其传染源、传播途径、发病人群、症状体征等均大不相同。口蹄疫主要通过接触病畜，经皮肤黏膜感染，因而在人间主要是散在发生，十分少见；手足口病主要通过接触被污染的日常生活用品、食具、玩具，经口感染，或通过呼吸道传播。

五、流行性乙型脑炎

1. 蚊子传播的流行性乙型脑炎

流行性乙型脑炎简称“乙脑”，俗称“大脑炎”，又称“日本脑炎”，是由蚊虫叮咬引起的一种急性传染病。多发生在夏秋季节，以10岁以下儿童多见。乙脑发病急，病情凶险多变，可出现高烧、头痛、呕吐、抽风等表现，严重的可以引起昏迷甚至死亡。部分病情严重的病人治愈后可能留有后遗症，如偏瘫、痴呆、失语等。

2. 乙脑的发生

乙脑主要通过蚊子叮咬传播，猪是乙脑病毒最主要的传播来源。因为猪特别是仔猪，出生率高而无免疫力，被蚊子叮咬后几乎100%受感染。蚊子叮咬了病猪后，体内就有了乙脑病毒，再叮咬人就会把病毒传入人的血液中，病毒随着血液进入人的大脑，在那里生长繁殖，使人得病。这样，就形成了猪→蚊→人的传播链。

3. 容易得乙脑的人群

所有人都容易感染乙脑病毒，但绝大多数人不发病。儿童最容易得乙脑，尤其是10岁以下的儿童，2~6岁的儿童发病最多。

4. 乙脑的流行地区

乙脑主要在气候潮湿炎热蚊虫易孳生的东南亚地区流行。我国是乙脑高流行区，主要流行在兰州－长春连线以南的广大地区。在20世纪60年代和70年代初期全国曾发生大流行，70年代以后随着大范围接种乙脑疫苗，乙脑的总体发病水平明显下降，近年来维持在较低的发病水平。乙脑的流行分布与媒介蚊虫分布密切相关。农村发病高于城市，山区高于沿海。

5. 乙脑的临床表现

成人感染乙脑病毒后多数没有任何症状，所以乙脑病例多见于儿童。儿童感染乙脑病毒后4~21天会出现症状，其中最常见的是感染后的10~14天。

乙脑的典型表现是高烧、头痛、昏迷和抽搐。乙脑一般发病比较急，初起时有发烧、头痛、呕吐、嗜睡，常被误认为感冒。但乙脑多数没有咳嗽，不流鼻涕。

发病两三天后开始恶化，病人出现高烧，体温可达39℃以上，持续不退，并且神志不清，可出现抽风、头向后仰、脖子发挺等现象。如果头痛加剧，抽风次数增多，甚至昏迷不醒，出现瘫痪、呼吸深浅不匀，则可危及生命。

大部分病人10天以后逐渐好转，进入恢复期，体温逐渐降至正常，各种症状逐渐消失，一般2周左右可完全恢复。重症病人恢复较慢，需1~6个月。

如果得病后6个月以上症状不消失，就会留有后遗症，主要有失语、瘫痪、痴呆等。发病早期治疗及时，可以减少后遗症的发生。

6. 夏秋季节防乙脑

乙脑病毒主要侵犯中枢神经系统，使人体维持生命的重要中枢受到威胁。儿童得病后，病情凶险多变，常常很快陷入昏迷，如果治疗不及时，就可能死亡。部分患儿治愈后还可能遗留不同程度的后遗症，如痴呆、半身不遂、精神失常、记忆力和智力减退等，造成终生遗憾。因此，在夏秋季节，如果小孩特别是年龄在10岁以下的小孩出现高烧不退、头痛、呕吐等表现，要立即送医院诊治，不可麻痹大意。尤其是一两岁的儿童，不会说话，如发现忽然大哭大闹，同时用手激烈打击头部，并伴随发烧，父母一定要注意。

7. 乙脑的治疗

乙脑目前没有特效药物，及时治疗，大部分病人可以治愈。如果治疗不及时，可能会留有后遗症。

（1）一般治疗。病人要隔离，房间要清洁、通风，注意防蚊，室温控制在30℃以下。注意饮食和营养，提供足够的水分和维生素。昏迷的病人要注意口腔卫生，保持皮肤清洁，防止发生褥疮，要经常翻身拍背。

（2）对症治疗。高烧的病人可以采用温水擦浴、用冰块敷额头等物理方法进行降温，可以配合药物降温，使体温降到38℃左右。降温不要过快、过猛，不要用冰水擦浴，以免引起虚脱。抽风的病人也要采取措施，及时处理。大部分病人降温后就可以停止抽风。

8. 乙脑的预防

乙脑目前还没有特效治疗药物，约有5%~20%的病人还会留下后遗症，所以乙脑应以预防为主。预防乙脑的关键是防蚊、灭蚊及预防接种。

（1）搞好家畜棚舍的环境卫生，对猪进行疫苗注射，防止猪感染乙脑病毒。

（2）防蚊、灭蚊。灭蚊强调一个“早”字，最好在人间乙脑流行前的1～2个月开展一次群众性的灭蚊活动，在农村重点是消灭牲畜棚（特别是猪圈）的蚊虫。要消灭蚊虫孳生地，杀灭越冬的蚊子和早春的蚊子。

（3）预防接种。这是预防乙脑最有效、最经济的措施。儿童要及时注射乙脑疫苗，提高免疫力。

9. 防蚊、灭蚊防乙脑

（1）搞好环境卫生。清除室内外的垃圾、杂草，消除积水，填平污水坑，疏通下水道，消灭蚊子的孳生场所。

（2）防蚊。安装纱门和纱窗，睡觉时可以使用蚊帐、蚊香等。勤洗澡，常换衣，去除汗臭味，孩子到户外玩耍时可以涂上驱蚊油，防止蚊子叮咬。

（3）灭蚊。清除污水，消灭幼蚊。室内外、畜棚定期喷洒灭蚊剂消灭成蚊。一般在早春和秋末冬初的时候灭蚊。

10. 乙脑疫苗的接种

我国乙脑免疫接种程序是：儿童乙脑灭活疫苗接种全程为3针，首针为8月龄，相隔7～10天接种第2针，18月龄～24月龄接种第3针，6岁时加强一针；儿童乙脑减毒活疫苗接种全程为2针，首针为8月龄，18月龄～24月龄接种第2针，6岁时加强一针。作为应急免疫，需在乙脑流行之前接种。一般接种的适宜接种时间为4、5月份。

小问题

吃猪肉会不会得乙脑

虽然猪能传染乙脑，但猪死了之后，乙脑病毒也随之死亡，而且乙脑病毒必须通过蚊子叮咬经血液传播，不会通过消化道传播，所以吃猪肉不会得乙脑。

六、流行性脑脊髓膜炎

1. 流行性脑脊髓膜炎的概念

流行性脑脊髓膜炎也就是大家常说的“流脑”，它是一种由脑膜炎双球菌引起的化脓性脑膜炎。流脑的传染性很强，属于急性传染病的一种，它的传播途径主要是空气飞沫传播，患者咳嗽、打喷嚏等时候病原菌被健康人从空气吸入体内，从而感染流脑。

2. 流脑传染性的易发时间

流脑的传染性很强，所有人都有可能感染，一般以15岁以下的小儿发病较多，特别是6个月~5岁的小儿最为多见，成年人由于抵抗力较强一般不会感染。流脑的高发季节是春季，发病高峰多在每年的2月份到4月份。

3. 流脑的临床表现

流脑的发病比较急，潜伏期较短，一般只有2~3天。

临床主要表现为高烧、头痛、喷射状呕吐、颈项强直等。发病初期患儿可能只有咽痛、头痛等上呼吸道感染的症状，这时候家长可能会误认为是普通感冒，而延误治疗。疾病继续发展就会出现寒战、高热、头痛、烦躁不安、喷射性呕吐、颈项强直、角弓反张等症状，患儿常伴有嗜睡、精神萎靡等。还有些患儿会出现皮疹，刚开始为玫瑰色斑丘疹，以后变为瘀点或瘀斑，并且迅速增多、扩大，多见于躯干等部位。严重的会出现惊厥、昏迷。

4. 流脑的严重危害

流脑会引起脑部损伤，遗留听力下降、耳聋、智力低下等后遗症，治疗不及时还可能导致脑瘫、脑积水等后遗症，流脑患儿的病死率为5%~10%，因此出现流脑症状应及时去医院进行治疗。

5. 流脑的治疗方法

出现流脑症状应及时送医院治疗，患儿多需使用抗生素进行治疗。常用的抗生素有氯霉素、青霉素、磺胺嘧啶、氨苄西林、头孢菌素等。

同时还要针对患儿的不同情况进行对症治疗。患儿出现高热时可用酒精擦身，也可用安乃近滴鼻；头痛剧烈者可予镇痛或用脱水剂降低颅内压；对排尿不畅的患者，可在下腹部加压按摩，必要时施行导尿术；惊厥患儿可给予水合氯醛灌肠或氯丙嗪、地西泮（安定）等镇静剂；

对危重患者，要及时进行抗休克、抗感染等的治疗。

患者也可进行中医治疗，如采用针灸疗法等。

6. 流脑的预防措施

（1）加强营养，多参加体育锻炼。有效增强身体抵抗力，增强对流脑的防病能力。

（2）经常开窗透气。学校、办公室、居民家庭每天开窗至少3次，每次不少于10分钟，如周围有流脑病人应增加通风换气次数。

（3）勤晒衣服被褥和玩具。阳光中的紫外线可有效杀菌。

（4）加强个人防护。流行季节在人员拥挤的场所内应戴口罩，流行季节尽量少带儿童到人员密集的公共场所，尽量避免儿童与有流脑症状的病人接触可有效阻断流脑的传播途径。

（5）出现发热、头痛、呕吐等症状时及时就医。同时要戴口罩，不去人多的场所以防传染他人。

（6）接种疫苗。接种疫苗是预防流脑极其有效的预防措施。

7. 流脑疫苗的接种

易感人群应适时接种疫苗，目前预防流脑的疫苗有A群和A+C群两种。流脑疫苗的接种对象为6个月至15周岁的儿童，在流行地区可扩大接种对象作应急接种。易感人群在冬春流行季节到来前适时接种流脑疫苗，90%以上都会得到保护，只有少数人会出现副反应。从接种流脑疫苗到身体产生预防效果，需要10~14天时间，因此对于流脑患者的密切接触者来说，最好是在医务人员指导下加服敏感抗菌药物进行预防。

小问题

打流脑疫苗有什么禁忌

有中枢神经系统感染、高热惊厥病史、严重心肝肾疾病，尤其是脏器功能不全、精神系统疾病和精神病者及有过敏史者（包括药物和食物过敏）不适宜进行流脑疫苗的接种；发烧或正处于疾病的急性期者，也不宜接种流脑疫苗，可以等康复后再补种。

七、风疹

1. 风疹的基本概念

风疹为风疹病毒引起的一种急性呼吸道传染病，又称“风痧”、“痧子”等，是儿童常见的一种呼吸道传染病，但在学校、军营等易感人群较集中、环境拥挤的场所，可出现暴发流行。临床以发热、全身性皮疹、淋巴结肿大为特点。病后有较持久的免疫力。

2. 风疹的传播

风疹的传染源为病人，在患者的鼻咽分泌物中含有大量病毒，患者出疹前后传染性最强。本病的传播有三个途径。

（1）空气飞沫传播。风疹病毒存在于患者或健康带毒者的呼吸道分泌物中，患者通过咳嗽、说话、打喷嚏等方式将带有病毒的飞沫排入空气中，当抵抗力低下的人吸入了带有病毒的空气，就可能被感染。

（2）密切接触传播。风疹患者粪便及尿中排除的病毒可污染食具、衣物、用品等发生接触感染。

（3）母婴传播。怀孕的妇女可通过胎盘将病毒传播给胎儿，发生新生儿风疹综合征（CRS），产生死胎、早产或者胎儿畸形。

3. 风疹的临床表现

风疹从接触感染到症状出现，要经过12～19天。病初1～2天症状很轻，可有低热或中度发热，轻微咳嗽、乏力、胃口不好、咽痛和眼发红等轻度上呼吸道症状。患者一般在发热后1～2天出现皮疹，最初多在面颊部，1天内很快布满躯干和四肢，但手掌及足底一般没有皮疹。皮疹为淡红色或红色斑丘疹，有轻度痒感。通常在2～3天内消退，一般不遗留色素沉着。患者的脾和一些浅层淋巴结肿大，特别是耳后、枕部、颈后淋巴结肿大较为明显，伴轻度压痛。皮疹消退时，全身症状也逐渐消退，但肿大的淋巴结需几周才能完全恢复正常。

4. 风疹的预防措施

（1）要进行疫苗接种。风疹疫苗或麻风腮疫苗保护效果肯定，不仅能有效保护儿童，成人接种后亦能获得有效免疫，特别是育龄妇女更应积极在怀孕前接种。如果孕妇接种，疫苗中的病毒同样会毒害胎儿，因此怀孕3个月内的孕妇不能接种，应让育龄妇女进行接种。如果条件允许，最好是对儿童进行风疹疫苗接种，这样不仅可以避免儿童发病，减少孕妇和育龄妇女感染风疹，如果女孩子小时候注射风疹疫苗，她们成年怀孕时就不必顾虑风疹对胎儿的危害了。

（2）在风疹流行期间，不带易感儿童去公共场所，避免与风疹患者接触。保护孕妇，尤其妊娠初期2～3个月内，避免接触风疹患者。

（3）发现风疹患者后，应立即隔离，隔离至出疹后5天。

（4）要防止搔破皮肤，引起感染。

5. 患风疹后的注意事项

（1）隔离治疗。发现风疹患者，应立即隔离，隔离至出疹后5天。患者在此期间不要去托儿所、幼儿园或学校，还要尽量少去公共场所。目前尚无有效抗风疹病毒药物，只能对症治疗。发热期间卧床休息，给予富含维生素及营养丰富易消化的食物。有高热、头痛的，可给予解热镇痛药进行治疗，也可适当服用些清热解毒的中药。

（2）房间通风换气。住的房间要定时开门窗，以保持空气新鲜、阳光充足。患者应避免直接吹风，防止受凉后复感新邪，加重病情。

（3）注意个人卫生。要注意口腔卫生，坚持早晚刷牙，保持皮肤黏膜的清洁。如果天气较热，可用温水擦身或洗澡，但此时患者抵抗力较弱，要防止着凉。

（4）合理饮食。饮食宜清淡和易消化，不吃煎炸与油腻之物。加强营养，多喝开水（特别是发热期间），多食蔬菜，尽量吃些豆浆、大米粥、鸡蛋羹、牛奶等富有营养又容易消化的食物。

（5）风疹一般预后良好，3～5天即可痊愈，而且康复后能留下持久的有效免疫力，很少再患该病。

6. 怀孕早期得风疹的危害

先天性风疹为胎儿经胎盘受病毒感染，发生在孕期头4个月内，受染胎儿在宫内发育迟缓，出生后20%～80%的婴儿有先天性器官缺陷，最常见的是胎儿眼部损伤，如先天性白内障、青光眼、视网膜病变等，也可引起其他畸形，如头小畸形、先天性心脏病、聋哑、发音障碍等，还可出现活动性肝炎、贫血、紫癜、脑膜炎及进展性脑炎等并发症，其长期影响还包括精神发育障碍、糖尿病等严重后果，总称为先天性风疹综合征。因此育龄女士应加倍注意避免感染该病，结婚前有效接种风疹疫苗。如果孕妇在妊娠头3个月内确诊患了风疹，则需要考虑进行人工流产；风疹初愈的育龄妇女6个月内最好不要怀孕；当孕妇发生类似感冒的症状或发烧、身上起皮疹时，要及时就医，以防不测。

小问题

风疹和“风”有关系吗

风疹之所以叫做“风”疹，是由于风疹的疹子来得快，去得也快，如一阵风似的，因此而得名。

风疹在幼儿身上很常见，坊间说风疹病人外出时必须包到密不透风，预防吹风，其实风疹的原因与吹风无关，也不会因吹风而令病情严重，只是当吹风时可能令风疹患者的皮肤感到很痒，会抵不住瘙痒抓损皮肤，另外，也是为避免吹风后着凉而加重病情。因此虽然风疹有个“风”字，但与“风”其实没有关系。从中医角度看，风疹成因是由于体内毒素集聚引起，特别是春天及秋天，因为身体排汗较少引致体内毒素难以排出，加上大肠热及湿重令经络阻滞，就容易出现风疹。

八、百日咳

1. 百日咳的基本概念

百日咳是由百日咳杆菌所致的急性呼吸道传染病。临床上以阵发性痉挛性咳嗽、以及咳嗽终止时伴有鸡鸣样吸气吼声为特征。儿童多见。本病病程较长，咳嗽症状可持续2～3个月，故名“百日咳”。百日咳在世界各地都有发生，没有种族、气候、地理等方面的差异。一般为散发，也可以引起流行。

2. 百日咳的传染源

百日咳患者包括非典型病人和轻型病人是本病的传染源。潜伏期末病菌开始从呼吸道排出，发病后的第1～3周是传染期，尤其是发病第1周传染性最强。在长期坚持有效预防接种的地区，曾接种过疫苗的青少年或成人，由于免疫力的衰减也可以发病，可以成为未接种幼儿的传染源。

3. 百日咳的传播途径

（1）通过呼吸道飞沫传播，主要经呼吸道黏膜分泌物（空气飞沫）传播，家庭内传播较多见。

（2）经接触传播。

4. 容易感染百日咳的人群

人对百日咳普遍易感，一般5岁以下儿童发病率最高。但在婴儿预防接种工作开展比较好的地区，青少年发病比较多见。对于没有预防接种的家庭婴幼儿接触者，发病率可高达90%。因为母亲没有足够的保护性抗体传给胎儿，所以6个月以下的婴儿发病率较高。接种疫苗10年后发病率可超50%，成人也可患百日咳。

5. 预防百日咳最有效的措施

疫苗接种是控制百日咳最有效的措施。目前常用的白喉、百日咳、破伤风三联疫苗，孩子出生后3足月时接种第一针，1个月后接种第二针，2个月后接种第三针，只要按时、足量、全程接种百白破，可以起到预防作用。此外，7岁以下的儿童，可以在百日咳流行时加强注射一次疫苗。疫苗接种后有效期限为4年。

6. 接种百日咳疫苗时的注意事项

接种疫苗后，常出现局部红肿、发热等轻微反应，很少引起惊厥和休克，出生时有过敏史、外伤史、精神神经疾病家族史和急性感染时，均不能注射疫苗。

7. 百日咳的潜伏期和临床症状表现

百日咳潜伏期为2~20日，平均7~10日。发病初期约为7~10天。可有低热、咳嗽、打喷嚏、乏力等，咳嗽为单声干咳，这时候传染性最强，及时治疗效果比较好。然后进入阵发性痉挛咳嗽期。本期持续2~4周或更长。随后进入痉咳期，特征是阵发性、痉挛性咳嗽、阵咳发生时连续10~30声短促的咳嗽，然后是深长的吸气，吸气时由于声带比较紧张，呼吸的空气经过狭长的声带，发出鸡鸣样吸气声。咳嗽后伴有呕吐，严重者有结膜下出血或舌系带溃疡。连续咳嗽一般发生在夜间，吃饭、情绪波动都可以诱发患儿阵咳。新生儿或婴幼儿有原因不明的阵发青紫或窒息者，多为典型痉咳。成年人可无典型痉挛性咳嗽。最后到达恢复期。本期持续2~3周。阵发性咳嗽次数减少，鸡鸣样吸气声消失，咳嗽停止。

8. 百日咳的诊断

根据患者3周内接触过百日咳患者或该地区有百日咳流行，结合患者卡他性表现（如咳嗽、低热、打喷嚏、流泪等），夜间咳嗽加剧，无明显肺部体征者应考虑本病的可能性。细菌学或血清学检查可明确诊断。

9. 发现百日咳患者或者疑似病例后应采取的措施

百日咳患者要进行隔离治疗。疑似病例应与其他婴幼儿分开，直到患儿接受抗生素治疗5天后。未接受抗生素治疗的疑似病例也应隔离，直到患儿阵发性咳嗽3周后或咳嗽停止为止。隔离的房间要开窗通风、保持室内空气清新、安静、适当的温度和湿度。

10. 百日咳的治疗

主要是一般治疗、对症治疗、抗菌治疗和其他治疗。剧烈咳嗽时可服用镇静剂，如苯巴比妥；抗生素首选红霉素；重症患者可应用强的松。

11. 接触百日咳患者后的保护措施

对于7岁以下未接种过4针百白破疫苗或者3年内未接种百白破疫苗的密切接触儿童应在暴露后尽快接种1针次。如果家庭中有1岁以下婴儿，家庭成员和其他密切接触者不管年龄和预防接种状况，建议给予7天的红霉素治疗。

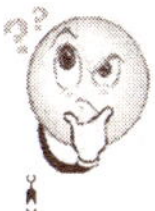

小问题

百日咳一定要咳百日吗

有些父母错误地认为，“百日咳”要咳一百天，所以即使治疗也没有什么明显的效果，因而会采取消极等待的态度，由此却耽误了治疗时机，甚至直到出现了非常严重的症状才去医院就诊。提醒家长朋友，由于本病症状较重，病程相对较长，所以得了百日咳后患儿应及早就诊，同时积极地进行抗感染处理，以缓解症状，缩短病程，减少孩子的痛苦与伤害。

九、流行性感冒

1. 流行性感冒的概念

流行性感冒，就是我们常说的“流感”，它是由流感病毒引起的一种急性呼吸道传染病，具有很强的传染性。主要通过说话时喷出的唾沫星、咳嗽或者打喷嚏等方式传播，也可以通过被流感病毒污染的手帕、衣物等传播，能引起心肌炎、肺炎、支气管炎等多种并发症。发病时的症状一般为突然发高热、咳嗽、咽喉疼痛、全身酸痛、疲倦没力气、食欲减退等。任何人都可能得流感，55 岁以上的老年人、儿童、学生以及经常在密闭场所工作的人更容易感染。

2. 流行性感冒和普通感冒的区别

在人们的传统观念中，习惯把流感、普通感冒混为一谈，其实两者是有很大区别的。

普通感冒，俗称伤风，可以由多种病原微生物引起。一般人在受凉、淋雨、过度疲劳后，因抵抗力下降，才容易得病，一个人在一年中可以多次患感冒。一般没有明显的全身症状，主要有打喷嚏、流鼻涕等呼吸道卡他症状，发热一般不超过 39℃，全身中毒症状（如头痛、全身酸痛、畏寒、发热等）较轻。传染性相对弱，往往是个别出现。

流行性感冒有明确的病原体即流感病毒，最容易发生在冬春季，发病没有诱因，一年中不会多次发病。它最大的特点是发病快、传染性强、传播速度快、发病率高，症状一般来势凶猛，病人常会出现高烧、打冷战、头痛、全身关节痛等严重的全身症状；严重的病人还会并发肺炎、心肌炎，甚至造成死亡。

3. 流行性感冒的好发季节

在中国北方地区，冬春季是每年流感流行的高发季节，南方地区夏秋季节也可发生流行。老年人、婴幼儿、孕妇、心脏病患者、慢性呼吸道及肺部疾病患者都容易感染流感。很多人以为流感是小病而不加理会，其实每年死于流感的人很多，多为65 岁以上老人或有肺心病、糖尿病等基础性疾病的人群。流感病毒如果入侵人的一些重要器官，可引致严重的并发症，如肺炎、支气管炎、心肌炎、充血性心力衰竭、中枢神经系统并发症等疾病；孕妇得了流感还可能导致胎儿死亡，因此在疾病高发季节应特别注意预防。

4. 流感的早期症状

流行性感冒的潜伏期一般是 1 ~ 3 天。患者往往是突然发病，开始大多表现为怕冷、发热，体温迅速升高到 38℃ ~ 40℃ 甚至更高；头痛，全身无力；腰背和四肢酸痛；厌食，恶心；部分患者有打喷嚏、鼻塞和流鼻涕等情况。少数病人会出现胃肠道症状，如恶心、呕吐、腹痛、腹泻等。发热等症状一般在1～2天内达到高峰，3～4日后发热退去，症状也随着消失，但乏力与咳嗽等情况可持续1～2周。

5. 流行性感冒的治疗

一旦感染流感，首先要注意卧床休息，多饮水，补充维生素C；要吃一些易消化的流质或半流质食物，并在进食后以温盐水或温开水漱口；要注意保持鼻咽及口腔清洁。同时，应在医生指导下采用对症治疗措施，一般使用抗病毒药物（如利巴韦林等），但有时效果不能肯定。有高热、烦躁情况的人，可给予解热镇痛药物，但使用这类药物要注意两点，第一，不可长期使用，烧退了就停用；第二，老人、小孩、体质较差的人用药需谨慎，应避免因出汗过多导致虚脱。若并发肺炎等要用抗菌药物，也可采用中药治疗。

6. 饮食与流行性感冒

流感患者应当合理安排饮食，饮食调理需要注意以下几点：

（1）选择清淡、少油腻且容易消化的流质饮食，既能满足营养的需要，又能增进食欲。如菜汤、各种米粥、蛋汤、蛋羹、牛奶等。退热以后，食欲转好，可以改为半流质饮食，如面片汤、小馄饨、菜泥粥、肉松粥等。

（2）保证水分的供给。可以多喝一些酸性果汁，如山楂汁、猕猴桃汁、红枣汁、鲜橙汁等，以促进胃液分泌，增进食欲。

（3）多吃一些富含维生素C、维生素E及红色的食物，如番茄、苹果、葡萄、枣、草莓、甜菜、橘、西瓜等。

（4）少量多餐。也就是说每次少吃一点，每天多吃几次。

7. 预防流行性感冒三部曲

在流感高发季节，三大措施可以很好地预防：生活起居预防、接种疫苗和服用流感预防用药。

（1）生活起居预防，主要包括：做好室内卫生，保持空气流通；根据气温变化及时增减衣被；少去人群密集的公共场所；饮食宜清淡而富有营养；充分休息，保证睡眠充足，减少压力；勤洗手，保持手部清洁；打喷嚏或咳嗽时用纸巾遮住口鼻，不随地吐痰；尽量避免接触流感样病人，接触时应佩戴口罩；加强体育锻炼，提高抗病能力。一旦感染了流感病毒，外出时应戴上口罩，以免再传染给其他人。

（2）接种流感疫苗，是预防流感最有效、最安全、最经济的方法。疫苗接种最好是在流感流行前注射，因为体内产生抗流感病毒抗体需要经过一段时间，接种后半年左右体内产生的抗体浓度最高。但因为流感病毒经常变异，所以注射一次流感疫苗并不能终身受益。

（3）对于未注射流感疫苗的，或者曾注射但最近一年未注射流感疫苗的居民，则可在医生指导下选用药物预防。

8. 接种流感疫苗的适宜人群

接种流感疫苗的对象主要有：6～35个月的婴幼儿；60岁以上的老年人；慢性病患者及体弱多病者；一线的医疗卫生机构工作人员；托幼机构的幼童及在校大中小学生；在公共场所工作的人员（如售票员、服务员、银行职员等各服务行业从业人员）等。实际上，有条件的人只要愿意都可以接种流感疫苗，但要注意的是有三种人不宜接种疫苗，即对鸡蛋过敏的人、妊娠前3个月的妇女和正在患发热及其他严重疾病的人。

9. 接种流感疫苗的最佳时机

每年9月份开始提供流感疫苗。一般来说，流感高峰在元旦至春节之间，因为接种后需要一个月的免疫应答时间，所以建议大家最好在每年的10～12月份进行疫苗接种，使机体有足够的抗体抵御流感病毒的侵袭。任何没有接种禁忌，年龄在6个月以上的居民都可以就近到社区卫生服务中心（站）接种流感疫苗。

小问题

流感和感冒是一回事吗

一般的感冒是指“鼻感冒”，对人体的影响通常只限于呼吸系统。所有症状都与鼻有关，如鼻涕、鼻塞和喉咙痛、咳嗽、甚至发烧等。一般数天后便可痊愈。

流行性感冒是由流感病毒引致。流感症状影响全身，包括发热发冷、出汗、全身酸痛、头痛、骨痛、肌肉痛、疲倦乏力、食欲不振、咳嗽、鼻塞等，严重时会引起肺炎及其他并发症，可以致命。

十、甲型H1N1流感

1. 甲型H1N1流感的由来

甲型H1N1流感是由一种新的甲型H1N1亚型流感病毒引起的急性呼吸道传染病，其毒株包含有猪流感、禽流感和人流感等多种流感病毒。

我国从2009年5月1日开始使用“甲型H1N1流感”一词替代以前所说的“猪流感”，它是世界卫生组织（WHO）公布的A/H1N1流感的中文译名。

2. 甲型H1N1主要临床表现及症状

本病的潜伏期比流感和禽流感的潜伏期长，为1～7天。甲型H1N1流感的早期症状与普通流感相似，包括发热、咳嗽、喉痛、身体疼痛、头痛、发冷和疲劳等，有些还会出现腹泻或呕吐、肌肉痛或疲倦、眼睛发红等。部分患者病情可迅速进展，来势凶猛、突然高热、体温超过39℃，甚至继发严重肺炎、急性呼吸窘迫综合征、肺出血、胸腔积液、全血细胞减少、肾功能衰竭、败血症、休克、呼吸衰竭及多器官损伤，导致死亡。患者原来有的疾病亦可加重。

3. 甲型H1N1流感的传播途径与方式

同其他呼吸道传染病一样，甲型H1N1流感病毒的传播途径主要为呼吸道传播（飞沫和空气）。通常是通过感染者说话、咳嗽或打喷嚏等方式将病毒散播到空气中，易感者吸入后即可被感染。人群拥挤、空气不流通的公用场所传播最快。还可通过被病毒污染的玩具、茶具、食具、毛巾等方式间接传播，其中通过手接触为重要传播环节，如手接触被病毒污染的用具，不洗手而去揉眼睛、抠鼻子甚至吃东西，就很容易被感染。

4. 甲型H1N1流感的预防措施

病人是最主要的传染源。患者潜伏期即有传染性，且在发病3天内传染性最强。人们应减少看电影、开会等集体活动。

个人应采取如下预防措施：①避免接触有流感样症状（发热、咳嗽、流涕等）或肺炎表现的呼吸道疾病病人。②注意个人卫生，经常使用洗手液或肥皂洗手，并用清水冲洗。③避免前往人群拥挤场所。必要时可戴口罩。④咳嗽或打喷嚏时用纸巾遮住口鼻，然后将纸巾丢进垃圾桶。⑤尽量避免触摸自己的眼睛、鼻子或嘴巴，因为病毒可以通过这些途径传播。⑥勤于锻炼、保证充足的营养和睡眠，增强对病毒的抵抗力。⑦出现感染症状时及时就医，并减少与其他人接触，避免感染他人。

5. 甲型 H1N1 流感的治疗原则

要注意休息，多饮水，密切观察病情变化；对高热病例可给予退热治疗。同时进行抗病毒治疗。研究显示，甲型 H1N1 流感病毒对神经氨酸酶抑制剂奥司他韦、扎那米韦敏感。

如出现低氧血症或呼吸衰竭的情况，应及时给予相应的治疗措施，包括吸氧、无创机械通气或有创机械通气等。出现其他脏器功能损害时，给予相应支持治疗。对病情严重者（如出现感染中毒性休克合并急性呼吸窘迫综合征），可考虑给予小剂量糖皮质激素治疗。合并细菌感染时，给予相应抗菌药物治疗。

6. 甲型 H1N1 流感病例的密切接触者

甲型 H1N1 流感病例密切接触者是指曾与甲型 H1N1 流感确诊病例在其发病后的 7 天内有过近距离接触的人员，包括家庭成员、社交人员、公共卫生工作者、医疗保健工作者及其他人员，具体包括四类人员：①诊断、治疗或护理、探视甲型 H1N1 流感病例的人员；②与病人共同生活或有过近距离接触的人员；③直接接触过病人的呼吸道分泌物、体液的人员；④可能暴露于病人污染的环境或物体的人员等。

7. 甲型 H1N1 流感的诊断

做出甲型 H1N1 流感的诊断应结合流行病学史、临床表现和实验室检查结果等来进行。根据卫生部印发的《甲型 H1N1 流感诊疗方案（2009 年试行版第一版）》，确定了甲型 H1N1 主要分为两类：疑似病例和确诊病例。

（1）甲型 H1N1 疑似病例。符合下列情况之一即可诊断为疑似病例：①发病前 7 天内与甲型 H1N1 流感疑似或确诊病例有密切接触，出现流感样临床表现。②发病前 7 天内曾到过甲型 H1N1 流感流行的国家或地区，出现流感样临床表现。③出现流感样临床表现，甲型流感病毒检测阳性，但进一步检测排除既往已存在的亚型。

（2）甲型 H1N1 确诊病例。出现流感样临床表现，同时有以下一种或几种实验室检测结果可判定为确诊病例：①甲型 H1N1 流感病毒核酸检测阳性；②血清甲型 H1N1 流感病毒的特异性中和抗体水平呈 4 倍或

4倍以上升高；③分离到甲型H1N1流感病毒。

8. 合理饮食预防甲型H1N1

平衡的膳食营养可以有效增强人体免疫力，从而在一定程度上起到预防甲型H1N1流感的作用。人体内营养素的充足和均衡关系到机体免疫系统的强弱，与某些传染病也有一定的相关性，在预防甲型H1N1流感方面能发挥一定的作用。所以在甲型H1N1流感流行期间，在日常饮食上要注意做到以下几点：

（1）多食新鲜蔬菜水果。适当多吃新鲜水果及蔬菜，口味要清淡，多吃豆类食品及富含蛋白质的食品。在水果中梨是首选，其味甘平，能润肺止咳，以鸭梨最好，质酥汁多，其效更佳。其次是苹果、菠萝、杏仁等。蔬菜类，应多食竹笋、冬瓜、萝卜、黄瓜、豆芽等。最佳的蔬菜是西红柿，甘酸养阴，富含维生素C。最近有报道，服维生素C可预防人感染甲型H1N1流感，能够提高血液中中性粒细胞和淋巴细胞的杀菌和抗病毒能力，每天口服500~1000毫克维生素C，能有效帮助人体合成抗体，激活白细胞，全面增强人体的抵抗力。提高血液中中性粒细胞和淋巴细胞的杀菌和抗病毒能力，对防治呼吸道感染、预防感冒等都十分有效。

（2）注意食物多样化。食物尽可能多样化，日常饮食应以清淡为主。有轻度的呼吸道症状时，可选择半流质饮食，且少吃多餐；应避免高纤维化或有刺激性的食物；可适当选择具有清热、止咳和化痰作用的水果，如梨、桔子等；便秘者可食用香蕉；此外，还可选择一些对肺部、喉部有好处的水果，如杨桃、马蹄等。多食增强免疫功能的食物如蘑菇、木耳、银耳等。

（3）注意饮食禁忌。预防甲型H1N1流感很重要的一个方面就是增强肺功能，提高自身综合免疫力。食疗也不可或缺。根据温热病的特点，起病急、变化快、热度高，易化燥伤阴，病位在肺，主症是高热、干咳等。饮食应忌：辛辣热物，如辣椒、生姜、酒类及煎烤烹炸食品。应避免太咸、太甜的食物。

（4）注意饮食卫生，尽量减少聚餐，以避开易感人群。就餐时，可设立公共筷、匙或推行“一人一份”的分餐制。总之，科学合理、卫生健康的饮食是抵御和防范甲型H1N1流感最基本的措施之一。糖类、脂肪、蛋白质三大营养素要尽量均衡摄入。

小问题

你知道中国内地第1例甲型H1N1患者吗

2009年5月11日，卫生部通报，四川省的包某某，男，30岁，病前在美国某大学学习。他于5月7日由美国圣路易斯经圣保罗到日本东京，5月8日从东京乘NW029航班于5月9日凌晨1时30分抵达首都国际机场。同日10时50分从北京起飞抵达成都。该患者5月9日在北京至成都的航班上自觉发热，伴有咽痛、咳嗽、鼻塞和少量的流涕等症状。在成都下机后，自感不适，遂直接到四川人民医院就诊。5月10日上午，四川省疾病预防控制中心两次复核检测，结果均为甲型H1N1流感病毒弱阳性。四川省卫生厅组织省内专家组进行会诊，初步诊断患者为甲型H1N1流感疑似病例。5月10日晚，经中国疾病预防控制中心等单位确诊为甲型H1N1流感，这是我国内陆发现的首例患者。

十一、人感染高致病性禽流感

1. 人感染高致病性禽流感（人禽流感）的概念

禽流感是由禽流感病毒引起的一种急性传染病，也能感染人，人感染后的症状主要表现为高热、咳嗽、流鼻涕、肌肉疼痛等，目前主要表现为不明原因重症肺炎，病死率较高。

2. 人感染禽流感后的主要症状

早期症状与流感非常相似，主要表现为发热、流鼻涕、鼻塞、咳嗽、咽痛、头痛、全身不适，部分患者可有恶心、腹痛、腹泻、稀水样便等消化道症状，有些患者可见眼结膜炎，体温大多在39℃以上。约半数预后较差，截至目前的病死率在50%以上，但患者治愈后一般不会留下后遗症。人感染禽流感患者病情会迅速发展，出现进行性肺炎、急性呼吸窘迫综合征、肺出血、胸腔积液、全血细胞减少、肾衰竭、败血症休克及瑞氏综合征等多种并发症，部分患者最终导致死亡。

3. 禽流感的主要传播途径与方式

（1）粪便是禽流感传播的主要渠道。该病可通过消化道、呼吸道、皮肤损伤和眼结膜等多种途径传播，人员及车辆往来是传播本病的重要因素。

（2）病鸡的粪便中含有的禽流感病毒会在空气中传播，并被风带走。养鸡者也有吸入病毒的危险。

（3）人不管接触什么样的病鸡都同样有危险。只有少量染病的家禽能幸存下来，而那些幸存的家禽至少在10天之内还会排泄含病毒的粪便，危险性依然很大。

4. 如何预防禽流感的发生

最主要的是避免接触染病的禽类，如鸡、鸭等动物，不要吃活的或没有煮熟的鸡、鸭；要通过正规渠道购买禽类及其制品，并注意观察其外观、质量，尽量不买活禽；禽类食物过程中，要做到生熟分开，容器分开，刀、案分开。同时，要尽量避免与禽流感患者接触。在疫区工作、生活和学习的人员要戴口罩、勤洗手，养成良好的生活习惯。发现有类似流感症状时要及时去医院就诊。

5. 人感染禽流感后的治疗方法

禽流感患者的治疗与普通流感患者的治疗基本相同。患者应尽早休息和住院治疗，多饮水，高热时给予解热镇痛药物。儿童要避免使用阿司匹林，以防发生雷耶综合征。在进行抗病毒治疗时，可选用下列几种药物：

（1）达菲（磷酸奥司他韦）。它是一种属于神经氨酸酶抑制剂的抗病毒物质。目前尚未发现对禽流感病毒耐药，是对禽流感有效的治疗药物。

（2）金刚烷胺和甲基金刚烷胺。金刚烷胺和甲基金刚烷胺可以抑制病毒的复制，但是药敏试验表明禽流感病毒对这两种药物已经产生了耐药性，治疗效果不好，不建议使用。

6. 可传播禽流感的动物

禽流感病毒感染可见于多种禽类，如鸡、鸭等，还可见于马和猪，有时候见于水貂、海豹和鲸等其他哺乳动物。

7. 禽流感病毒的存活时间

禽流感病毒在一定条件下可以存活较长时间。有研究结果显示，在羽毛中能存活18天，在粪便中能够存活105天。

8. 人感染禽流感后的并发症

（1）继发性细菌性肺炎。最常见的病原菌是肺炎链球菌、金黄色葡萄球菌或流感嗜血杆菌。这时患者的病情逐渐加重，或者在暂时的改善后临床症状进一步加重，可有咳嗽、咳脓痰等情况，并且出现肺部实变体征，X线检查可发现肺部有片状和斑片状阴影，血象检查可发现白细胞总数和中性粒细胞计数增高。

（2）原发性病毒性肺炎。这种情况主要发生在原来就有心肺疾病的患者，肺部病变以浆液性出血性支气管炎为主，临床表现为高热不退、气急（喘气较急）、发绀、咳嗽、咯血。X线检查可以发现患者的双肺有散在絮状阴影，血象检查可以发现白细胞计数降低和中性粒细胞减少。痰与血培养都查不到有细菌生长。患者常常因心力衰竭或周围循环衰竭而死亡。

小问题

哪些人容易得禽流感

一般认为任何年龄的人均具有易感性，都可以感染禽流感。但13岁以下儿童发病率较高，病情较重。从事家禽养殖业者、在发病前1周内到过家禽饲养、销售及宰杀等场所者以及与不明原因病死家禽或感染、疑似感染禽流感家禽密切接触人员为高危人群。

十二、传染性非典型肺炎

1. 传染性非典型肺炎简介

传染性非典型肺炎，即严重急性呼吸综合征，英文简称为SARS。SARS是一种新的冠状病毒引起的急性呼吸系统传染病，主要通过接触患者呼吸道分泌物、近距离空气飞沫和密切接触传播的呼吸道传染病。SARS对于人类是一种全新的传染病，其临床表现与其他非典型肺炎相似，但具有传染性强的特点，所以我国医疗卫生工作人员称之为传染性非典型肺炎。

2. SARS的流行特点

2002年11月，SARS首次在我国广东省佛山市被发现，经历了2

个多月的发展，扩散到我国24个省、自治区、直辖市，266个县市区。截至2003年8月，卫生部公布我国共有5327例患者，死亡349例。全球约32个国家和地区出现本病，以中国的大陆、香港、台湾以及加拿大和新加坡最为严重，2003年，全球累计发病例数8422例，死亡916例。医务人员发病1725例，约占总发病人数的20%。

经过分析，本病的流行有以下特点：流行于冬末春初，以呼吸道飞沫传播为主要传播方式；各年龄段的人群都可以得这种病，但儿童发病率低，青壮年为主，男性和女性的发病没有明显区别。不种职业的人群均可以得病，但以医护人员发病最多。农村地区较少发病，多发生于人口密集的城市，社区发病以散发为主。有明显的医院和家庭聚集发病的现象。一般情况下，随着传染次数的增加，SARS病毒的感染力会逐渐减弱。

3. SARS的传染源

目前认为SARS的传染源有以下几种：

（1）SARS患者。患者是最主要传染源。少数患者在刚出现症状时就有传染性，通常情况下，传染性随病程逐渐增强，在SARS患者发病的第2周传染性最强。如患者咳嗽、打喷嚏等，病毒经呼吸道分泌物排出；少数患者有腹泻，排泄物含有病毒。个别患者可造成数十人甚至百人感染，被称之为超级传播者。

（2）潜伏期患者。其传染性较低或无传染性。

恢复期患者无传染性。隐性感染者作为传染源较少见。

另外，有研究表明，从果子狸、貂、蝙蝠等野生动物体内可分离出与人SARS病毒高度相似的冠状病毒，认为这些动物可能是人SARS病毒的传染源，但有待证实。

4. SARS的传播途径

（1）经呼吸道飞沫传播。近距离呼吸道飞沫传播，即通过与患者近距离接触，吸入患者咳嗽、打喷嚏或说话时，含有病毒的飞沫，就很容易感染。这种途径是SARS最重要的传播途径。

（2）接触传播。接触被患者污染的物品、患者的呼吸道分泌物、消化道排泄物，再用手去触摸口、鼻子和眼睛等，也有可能被感染。在医院抢救患者时，吸痰、气管插管和咽拭子取样时，很容易发生医院内传播。实验室技术人员或研究人员，在缺乏一定安全保护措施情况下，接触或者处理人体标本或病毒时，也可造成感染，应高度重视。

尚无证据表明蚊子、苍蝇、蟑螂等昆虫可以传播 SARS，也无经过血液途径、性途径和母婴传播 SARS 的证据。

5. 容易感染 SARS 的人群

一般人都可能得 SARS，各个年龄组人群都可以发病，青壮年发病的多，儿童和老年人少见。医护人员和患者家庭成员，同患者近距离接触时间长，次数多，如果保护措施不到位，很容易感染 SARS。SARS 患者康复后没有再次患病的现象，患病后可以获得一定程度的免疫力，可以持续 1 年以上。

6. 与 SARS 患者接触后的隔离观察时间

与 SARS 患者有接触史的人一般要经过 2 周的隔离观察。如果接触者感染上 SARS，通常会以高热（体温超过 38℃）等症状发病。过了 2 周以后，如果没有发病而且没有再次接触史的人一般就不会发病了。

7. 与患者接触后的发病机率

一般来说，只有病原微生物在空气中积聚到一定的浓度时，才能感染人，也就是说，如果没有密切接触到病情较为严重的患者或者能够排出大量病毒的人，那么被传染的概率几乎是零。

8. SARS 的主要临床表现

其临床表现为发病急，常以发热为最早发生的症状，体温一般超过 38℃，常呈持续性高热，同时伴有头痛、乏力、畏寒、肌肉酸痛、关节酸痛，部分患者有腹泻。部分患者在早期还有呼吸道症状，如干咳、少痰、咽痛等。6～12 天后，会发生呼吸困难和低氧综合征，约 10% 的患者需要机械辅助通气。病程进入 2～3 周后，发热逐渐减退，其他症状减轻直至消失，体温正常后仍需 2 周左右才能完全恢复正常。

9. 出现可疑症状后应采取的措施

SARS 流行期间，如果出现发热（体温达 38℃以上）、咳嗽、全身酸痛、头痛、乏力、畏寒等症状，应该采取以下措施：

（1）尽快去医院就诊，医生会依情况做出科学的处理。

（2）患者应戴上口罩，减少与家人、同事、朋友等人员的密切接触机会。

（3）注意个人卫生，打喷嚏和咳嗽时应用纸巾遮挡。

（4）与病人接触过的人也要进行医学观察或相对隔离 2 周。

10. SARS 与流感临床表现的区别

流感也具有很强的传染性，也会出现发热、全身酸痛、四肢无力等症状，但流感与 SARS 的主要区别是：流感潜伏期短，常为 1～3 天，流感暴发流行时常有先学校，后居民区的特点。流感的上呼吸道感染症状更为明显，如鼻塞、流鼻涕、咳嗽、嗓子疼等，部分严重患者可出现呼吸困难。患者呈现急性病容，面颊潮红，眼结膜轻度充血，口腔黏膜可有疱疹。另外，流感的病情相对比较轻，危害不是很大。

11. SARS 与普通感冒的区别

普通感冒比 SARS 传染性要弱、病情较轻、危害较小。一般人在受凉、淋雨、过度疲劳后，因抵抗力下降，都容易得感冒。所以普通感冒往往是个别出现，很少像 SARS 那样容易流行。普通感冒病征包括发烧、咳嗽、头痛，可在数日后转好，并且一般没有肺炎迹象。如果没有并发症，一般不会有生命危险。

12. SARS 的治疗

目前的治疗方法主要包括一般治疗和对症治疗。一般治疗包括患者卧床休息、避免剧烈咳嗽和用力，密切观察病情变化，定期复查血常规、尿常规和胸片。对症治疗包括使用解热镇痛药、镇咳药、祛痰药等。同时选用适宜的糖皮质激素、抗病毒药物，增强免疫功能的药物和中药辅助治疗。经及时治疗后，绝大多数患者可以痊愈康复。

13. SARS 的主要预防措施

（1）养成良好的个人卫生习惯。经常用流动的水和肥皂洗手，饭前便后要洗手；打喷嚏、咳嗽和清洁鼻子后要洗手；劳动后要洗手；放养家畜或给家畜喂食后要洗手；洗手后要用清洁的毛巾和纸巾擦干，不要与别人共用毛巾；咳嗽、打喷嚏时要远离别人；及时清理咳嗽、打喷嚏时喷出的分泌物；不要随地吐痰，痰用纸巾包好后，丢弃垃圾桶。

（2）保持家庭的清洁卫生。要勤打扫房屋周围的垃圾和污水；圈养家禽家畜，消灭老鼠、苍蝇、蚊子、蟑螂，保持室内外清洁卫生；每天打扫厕所，管好人、家禽、家畜粪便，防止粪便流出污染周围环境；勤晒衣服、被褥，经常换洗衣服；每天要清扫地面、擦拭桌椅板凳；户内经常通风换气，促进空气流通，每天开窗 2 次，每次约 30 分钟。

（3）加强体育锻炼，增强抵抗疾病的能力。经常到户外活动，呼吸新鲜空气；减轻压力，休息好，不要过度劳累；根据天气的变化增减衣服，避免着凉；同时也要戒烟限酒。

(4) 加强营养、注意饮食卫生。适当多吃一些肉、蛋类和奶制品食物；多吃新鲜瓜果蔬菜；切菜刀和菜板要生熟分开，食物要煮熟；剩饭、剩菜要煮透后再吃，有异味不能吃；经常用开水煮洗碗筷；低盐饮食，不宜暴饮暴食和偏食。

(5) 避免前往人口密集的公共场所。人口密集的地方往往是致病的“高危险地带”；尽量不要到医院看望患者，如果一定要探视，就必须戴医用口罩。探视 SARS 患者或疑似患者的人应该医学观察 2 周以上。

(6) 如果出现发热、头痛、乏力、咳嗽等症状，应主动戴上加厚口罩，以减少疾病传染的机会；要尽快到医院看病，将自己的病情和有关情况如实地告诉医生，积极配合医生进行检查，明确诊断，及早治疗。如果曾接触过传染性非典型肺炎感染者或到过流行地区有可能受到感染，应该采取自我隔离措施。自己不要自行购买药物，也不要随便服用抗生素。冬春季是普通感冒和流感等呼吸道疾病的高发季节，流感与 SARS 早期症状类似，应严格区别。

小问题

SARS 给中国人带来了多大损失

2003 年的 SARS 给中国造成了重大影响，特别是人员伤亡惨重。据世界卫生组织 2003 年 8 月 15 日公布的统计数字，截至当年 8 月 7 日，全球累计发生 SARS 病例共 8422 例，涉及 32 个国家和地区。全球因 SARS 死亡人数 919 人，病死率近 11%。统计显示：中国内地累计病例 5327 例，死亡 349 人；中国香港 1755 例，死亡 300 人；中国台湾 665 例，死亡 180 人。尤其令人痛心的是，这次中国非典的最大牺牲者竟是为患者治疗的医生和护士等众多的医护人员。5 月份，医护人员中的非典感染人数达 265 名，累计达 1000 名左右，医护人员的患者人数约占非典患者总数的 20%。据事后统计，非典死亡人数中 1/3 是战斗在第一线的医护人员。

十三、肺结核

1. 古老的肺结核

肺结核是由结核杆菌在肺部感染所引起的一种古老的慢性传染病。是最常见的结核病。又称“痨病”和“白色瘟疫”，自有人类以来就有了这种病。结核杆菌可以长期潜伏在人体内，在人体的抵抗力降低时发病。

2. 肺结核的传染源

肺结核的病原菌是结核菌。结核菌非常小，肉眼不能看见，只有经抗酸染色后在显微镜下才能看见。菌体细长如杆，所以也叫结核杆菌。结核杆菌主要存在于病人痰内，所以结核病的传染源主要是可以排出结核菌的肺结核患者，肺部病变严重、排菌量多的病人传染性越强。

3. 肺结核的传播途径

肺结核的主要传播途径是飞沫传染。肺结核患者在咳嗽、打喷嚏、大声谈笑时通过喷射出带菌的飞沫而传染给健康人。在这些微小的、带有结核菌的飞沫长时间飘浮在空气中，被人们吸入后就有可能造成感染。另外，患者如果随地吐痰，痰液干燥后，痰液中的结核菌可以随灰尘在空气中飞散传播而传染其他人。

4. 感染结核杆菌的人不一定都会得结核病

感染了结核菌是否发病受感染结核杆菌的毒力强弱、数量多少以及身体免疫力的高低所影响。

人初次受到结核菌感染，一般不会有任何症状，也不发生结核病，一次感染结核菌数量多、毒力强、在抵抗力低下时可以发生原发性结核病。老年人、幼儿、青少年容易患病，而有其他慢性病，如糖尿病、孕产妇等抵抗力低下的人也容易患病。艾滋病病毒感染者因免疫缺损，身体的免疫力持续下降，一旦感染了结核杆菌也非常容易发生结核病。

5. 肺结核的易感人群

我们把容易感染结核病的人群叫做易感人群。一般来说，所有的人都是肺结核的易感人群。最主要的易感人群有：

（1）传染性肺结核患者的密切接触者。如密切接触的家庭成员，尤其是儿童；与传染性肺结核患者有密切接触并同处一个办公室、教室、车间的同事、同学或工友。

（2）免疫力低下的人。如患有糖尿病、矽肺、艾滋病毒感染者或艾滋病病人、长期使用免疫抑制药物的人，如器官移植病人、青少年、老年人等。

（3）从结核病低流行地区到高流行地区工作或学习的人员。如从边远少数民族地区到大城市打工或上学的青少年。

6. 影响结核病发生的因素

结核病感染和患病的因素有以下几点：

（1）遗传因素。遗传因素影响人体对结核菌的易感性已经被许多研究所证实。

（2）年龄因素。国内最近的几次调查结果显示，20 岁以下的人患病率随着年龄的增长而快速增长，然后又转为平缓增长，到 70 岁达高峰，此后又下降。

（3）性别因素。研究结果发现，20 岁前的患病率女性高于男性，20 岁以后则是男性高于女性，由此可以看出，年龄和性别都对结核病的发病、患病有一定的影响。

（4）职业因素。某些职业与结核病密切相关。如从事粉尘作业者患矽肺（现称“硅沉着病”）的多，而矽肺患者很容易患结核病。

（5）药物和其他疾病的影响。皮质激素类、免疫抑制剂等药物的使用常常会造成隐性结核的发生，如有哮喘病长期用激素的人、脏器移植长期应用激素与免疫抑制剂的人、恶性肿瘤手术后进行化疗的人都容易得结核病。糖尿病、肝肾疾病、胃大部切除术后、流感、麻疹、百日咳感染后，都容易得结核病；恶性肿瘤影响淋巴细胞免疫的人，如淋巴瘤、白血病、艾滋病等病的患者也容易患结核病。

另外还有一些影响因素如营养不良、过度劳累；流动人口和移民由于生活不安定、营养差、劳累、居住拥挤，因此也易患病。

7. 吸烟可以加重肺结核患者的病情

（1）肺结核患者吸烟可影响抗结核药物的疗效。研究证明，吸烟能增强肝脏酶活性，加速药物在肝内的代谢，降低人体对药物的利用。以抗结核药物利福平为例，通过肝肠循环，口服后能被迅速吸收，2 小时后血中药物浓度可达到高峰，但是吸烟者肝脏酶活性增强，药物在肝内的代谢过程也随着加快，因而药物血浓度比不吸烟者降低约30%，从而影响了利福平的杀菌效果。

（2）吸烟会影响肺结核病变的愈合，使已经静止的病变恶化，形成复治、难治肺结核，不仅增加了患者痛苦，而且还增加了治疗费用。

8. 肺结核的临床症状

典型的肺结核发病比较缓慢，可有低热、乏力、食欲不振、咳嗽和少量咯血。但多数患者症状比较轻，一般不是很明显，常常是通过X线检查时才能被发现，有些患者因为突然的咯血表现而发现得了肺结核。

病人可出现全身毒性症状，表现为下午容易出现低热、乏力、食欲减退、体重减轻、盗汗等。当肺部病灶突然扩散、病情进展加快时，可出现高烧，女性可有月经失调或闭经等情况。

呼吸系统一般有干咳或只有少量黏液。如果同时有继发感染存在，咳痰量不多，但痰为黏液性或脓性，有肺部空洞时可以比较多，有时痰中有干酪样的东西。大约1/3～1/2的患者有不同程度的咯血。当炎症波及到患者壁层胸膜时，相应的胸壁有刺痛的感觉，但一般不很剧烈，并随着呼吸和咳嗽而加重。

一般情况下，肺结核病人不会出现呼吸困难的情况，但慢性重症肺结核患者，由于呼吸功能减退，可以出现渐进性呼吸困难，甚至发绀。而在并发气胸或大量胸腔积液时，会突然出现呼吸困难。

9. 肺结核的治疗原则

肺结核的治疗应该在结核专科医生指导下进行，要严格按化疗方案用药，不能擅自更改方案或中途停药，否则可产生耐药性，造成难以治愈的后果。

“早期、联合、规律、全程、适量”是治疗结核病的合理化疗原则。早期：确诊后抓紧时间治疗。联合：使用两种以上药物治疗，绝对不能单一用药。规律：开始治疗后，不间断用药，禁止用用停停。全程：按规定疗程，完成治疗。适量：按剂量用药，多则易产生毒副作用；少则失去治疗效果。

10. 肺结核是可以治愈的

只要人们能够提高对结核病认识，及时发现，正规治疗，是可以治愈的。肺结核患者开始接受正规药物治疗2～3个星期后，一般就不具有传染性，可以参加正常社会活动。社会应对结核病患者给予关怀和照顾，不应该歧视结核病人。

11. 肺结核的预防措施

（1）认真学习预防保健知识，懂得结核病的危害和传播方式。养成不随地吐痰的良好卫生习惯和其他健康的生活方式，注意锻炼身体，合理膳食。同时要充分认识对结核病患者的痰进行焚烧或药物消毒的重要性。

（2）青少年要定期进行体格检查，做到早发现、早隔离、早治疗。婴幼儿则要及时接种卡介苗，使他们产生免疫力，减少结核病的发生。

（3）发现自己有咳嗽、咯血、低热、盗汗、乏力、饮食减少等症状要及时到医院检查。确诊为结核病以后，要及早进行治疗。

（4）凡痰中能找到结核杆菌的患者在外出时都应戴口罩，不要对着别人面部讲话，不可随地吐痰，应把痰吐在手帕或废纸内，集中消毒或用火焚烧灭菌。痰液可用5% ~12%的来苏水浸泡2 ~12 小时消毒。患者应养成分餐制习惯，与患者共餐或食入被结核杆菌污染的食物可引起消化道感染。

12. 肺结核患者治愈后可以结婚

目前有大量的抗结核特效药，如链霉素、异烟肼、对氨水杨酸钠、利福平等，可使大部分新发病的患者经过半年到1年半时间的治疗而痊愈，而且复发率也很低。一般来说，在结核彻底治愈后是可以结婚的。但如果在活动期结婚，可能会带来下面五个方面的危害：①会将病传染给对方。②由于情绪兴奋，容易疲劳，会使病情加重，尤其是女性患者。③婚后如果妊娠，对肺结核的治疗则更加不利。婚后怀孕，可使身体各脏器负担加重，早期妊娠反应可影响营养的供应，随着胎儿的长大，母体对营养的需要量也增多，更会降低抵抗力。④女性分娩对肺结核也有影响，如产后腹压突然下降，肺部扩张，都可成为原来已经静止或愈合的病灶再次发作的诱因。⑤不利于优生，比如抗结核药物链霉素等可通过胎盘引起胎儿中毒，导致新生儿耳聋或平衡失调。所以，处在肺结核活动期的男女青年不宜结婚。

小问题

你知道“世界防治结核病日”的由来吗

抗生素、卡介苗和化疗药物的问世是人类在与肺结核抗争史上里程碑式的胜利，为此，许多人认为20世纪80年代初甚至认为20世纪末即可消灭肺结核。然而，这种顽固的“痨病”又向人类发起了新一轮的挑战。1995年全世界有300万人死于此病，是该病死亡人数最多的一年，大大超过了肺结核流行的1900年。为进一步推动全球预防与控制结核病的宣传活动，世界卫生组织于1995年底决定把每年的3月24日定为“世界防治结核病日”。

十四、军团菌病

1. 军团菌病的概念和传播途径

军团菌病是由嗜肺军团杆菌引起的以肺炎为主的急性感染性疾病。有时可发生暴发流行。病原菌主要来自土壤和污水，由空气传播，自呼吸道侵入。军团菌在自来水中可存活1年左右，在蒸馏水中存活2～4个月。可从土壤和河水中分离出病菌。人工供水系统有时也能为军团杆菌的大量繁殖提供生存环境，这些系统包括淋浴器、矿泉池、喷泉以及空调设备的冷却水塔，通过带水的飘浮物或细水滴的形成，从空气传播。在医院和旅馆等处曾多次从供水系统内分离出致病菌，并引起了军团菌病的发生。

当供水系统受到污染或形成气溶胶的病原体经空调系统冷凝器的蒸发气体，或污染的淋浴喷头传播时，嗜肺军团菌则暴发流行。

2. 军团菌病的易感人群

感染军团杆菌后约1%～5%的受袭者可发病，军团菌肺炎约占所有肺炎病例的3%～4%。然而，住院病人中的全部院内感染肺炎病人中，军团菌肺炎占20%以上。中老年人和幼儿易感染发病，男性明显多于女性。长期吸烟是本病发病的诱因。患有血液病、恶性肿瘤、肾脏病、糖尿病、慢性酒精中毒和肺气肿等免疫力低下的疾病者和使用免疫抑制剂，如激素治疗者容易发生军团菌感染。

3. 军团菌病的流行态势和发病季节

军团菌病呈世界性分布，一年四季都有，但以夏秋季多见，暴发流行也大多见于夏秋季，人和人之间的传播尚未得到证实。据估计，在美国每年都有8000～18000人感染上军团菌病。有些军团菌病感染者所表现出来的症状比较温和，甚至根本就没有得病的迹象。

4. 军团菌病的潜伏期和初期症状

对许多病例的观察发现，出现症状需要5～6天的时间。军团菌病患者通常有发烧、畏寒及干咳或咳痰等表现。部分患者还有肌肉疼痛、头痛、疲劳、食欲不振及偶尔腹泻等症状。

5. 军团菌病的临床表现

本病有两种临床表现，一种以发热、咳嗽和肺部炎症为主，称为军团病。另一种病情较轻，主要为发热、头痛和肌肉疼痛等，无肺部炎症，称为庞提阿克热，是由毒力较低的病菌所致。

第一种表现是缓慢起病，反复寒战、高热、伴头痛、肌痛、乏力，常有腹痛、呕吐、腹泻和全身衰竭，多数病人有咳嗽、胸痛，少量黏液痰，可有血痰。严重患者有呼吸困难、紫绀，甚至呼吸衰竭、神经精神症状、谵妄、定向力障碍等。

第二种表现是急性病容，呼吸急促。肺部有啰音和实变体征。约20%有相对缓脉。少数患者有胸膜摩擦音。

6. 军团菌病的诊断依据

本病可为流行或散发发病，多发生于中老年或有慢性疾病患者。临床上要了解病人有无发热、大汗、咳嗽、咳白黏痰，伴胸痛、肌痛及乏力等情况；有无神经、精神症状或恶心、呕吐、腹泻，严重者可出现肾功能衰竭表现。有的病人会出现呼吸困难，相对缓脉。肺部可有湿啰音和实变体征或有胸膜摩擦音。化验检查可见白细胞总数增高，肝功能可异常，血尿素氮增高。胸部X线显示单叶或多叶变化较迅速的片状阴影，常伴有脓肿形成，呈胸腔积液征。

特异性检查，如直接荧光抗体试验阳性；肺组织活检，用特殊染色军团菌阳性；间接荧光抗体试验阳性；特异性血清抗体滴度>1∶256，或双份血清对比高4倍；放射免疫测定法或酶联免疫吸附试验测定尿中可溶性细菌抗原；痰、胸液和肺组织特殊培养有嗜肺军团菌生长。根据流行病学特点、临床表现和实验室检查结果可做出相应诊断。

7. 军团菌病的治疗方法

本病的特征为肺炎伴全身性毒血症症状，严重者出现周围循环衰竭、呼吸衰竭。胸部X线表现在早期为单叶斑片状阴影，继而肺实变，病变迅速发展至多肺叶段，可有肺脓肿形成或少量胸腔积液征。确诊依赖于特异性抗体的检查，痰、胸腔积液、肺组织活检标本中分离出细菌。

红霉素、利福平对本病的治疗效果较好，越早治疗效果越好。

8. 治疗军团菌病时的用药原则

轻症病例以口服红霉素和其他辅助药为主。较重者用红霉素分次静脉滴注，连用2~3周，并和其他辅助药物治疗。重症患者用红霉素静滴外，可联合应用利福平、强力霉素。为避免复发，病程需3周以上。氨基糖苷类抗生素、青霉素和头孢菌素对本病无效。

9. 军团菌病的预防

本病目前尚无有效预防措施，但对于空调器的供水系统、湿润器和喷雾器等进行卫生管理与消毒，对减少本病的暴发流行是能起一定作用的。

小问题

“军团菌”是如何得名的

1976年，美国一群退伍军人在费城一家旅馆中举行年会。会后一个月，与会者中221人得了一种“怪病”，34人相继死亡。研究证实，其元凶是存在于水龙头和水槽水样中的一种致病微生物——军团菌。医学界后来把这种病命名为“军团病”。

十五、狂犬病

1. 狂犬病的概念

狂犬病又称“恐水症”、“疯狗病”等，是由狂犬病毒引起的急性传染病，人畜都可以感染，多见于狗、狼、猫等食肉动物。人多因被染病的动物咬伤而感染。狂犬病发病后进展速度非常快，一般多在3～5天，最多不超过10天，病死率几乎是100%。

2. 狂犬病的传染源

主要传染源是病犬，人狂犬病由犬传播者约占80%～90%，其次为猫和狼。发达国家由于狗狂犬病被控制得较好，因此野生动物如狐狸、食血蝙蝠、臭鼬和浣熊等逐渐成为重要传染源。患病动物唾液中含有大量病毒，于发病前3～5天（世界卫生组织将安全期限延长至10天）内即具有传染性。同时，有8%～25%的家犬是无症状狂犬病毒携带者，且我国的狂犬病主要由犬传播，所以表面“健康”的犬对人的健康危害很大。

3. 狂犬病的传播途径

狂犬病主要通过被患病动物咬伤、抓伤、舔舐黏膜或破损的皮肤，病毒自皮肤损伤处进入人体而引起。黏膜也是病毒的重要侵入门户，如眼结膜被病兽唾液玷污，肛门黏膜被狗触舔等，均可引起发病。

4. 狂犬病的易感人群

人对狂犬病普遍易感，但兽医、动物饲养者与猎手尤易遭感染，这主要是由于接触机会的多少有所不同而造成的。一般男性多于女性。冬季发病率低于其他季节。人被病犬咬伤后而未作预防接种的发病率为15%～20%，被病狼咬伤后发病率约为50%～60%，但这一数字还要看当地动物的带毒情况。

发病与否还与下列因素有关：①咬伤部位。头、面、颈、手指等处的发病机会较高。②创伤程度。创口深而大者发病率高，头面深伤者的发病率可达80%左右。③局部伤口处理情况。咬伤后迅速彻底清洗伤口者的发病机会少。④衣着厚薄。冬季衣着厚，发病机会少。⑤注射疫苗的相关情况。及时、全程、足量注射狂犬病疫苗者的发病率低。国内报告全程注射后的发病率为0.15%（国外为0.016%～0.48%），未全程注射者的发病率为13.93%。

5. 狂犬病的主要临床表现

被疯狗或疯猫咬伤或抓伤或唾液污染黏膜后，患者要经过几天或几十天甚至更长的潜伏期才会发病。潜伏期长短不一，多数为1～3个月，国内报告平均为66.9日，4%～10%的患者潜伏期超过半年，1%的患者超过1年，有报告6年甚至更长时间者。儿童、头面部咬伤、伤口深且清创不彻底者潜伏期短。此外，与入侵病毒的数量、毒力及人体的免疫力也有关。

（1）前驱期，狂犬病发病的早期，患者多有低热、头痛、全身发懒、恶心、烦躁、恐惧不安等症状。随后，患者对声音、光线或风的刺激变得异常敏感，稍受刺激立即觉得咽喉部发紧。被咬伤的伤口周围也常常有麻木、痒痛的异常感觉，手脚四肢仿佛有蚂蚁在爬。

（2）兴奋期，前驱期两三天后。患者处于高度兴奋的状态，突出表现为极度恐惧，怕水、怕风、怕光（俗称“三怕”），遇到声音、光线、风等刺激，都会出现咽喉部的肌肉严重痉挛。患者虽然非常渴却不敢喝水，喝了水也无法下咽，甚至听到流水的声音或者别人说到水，也会出现咽喉痉挛。严重的时候，患者还有全身疼痛性抽搐，导致呼吸困难。但得了狂犬病的患者神志大多数清醒。也有少数部分患者出现精神失常，如说胡话等。

（3）麻痹期，兴奋期两三天后，患者变得安静下来，随之会出现全身瘫痪，呼吸系统和血液循环系统功能逐渐衰竭，迅速陷入昏迷，最终因呼吸麻痹和循环衰竭而死亡。

整个病程一般不超过1周。

6. 狂犬病的预防

狂犬病没有特殊有效的疗法，狂犬病无论中西都是绝症，因此加强预防则显得特别重要。

（1）加强动物管理，控制传染源。要大力宣传养狗及其他野生动物的危害；野犬应尽量捕杀；家犬应严格禁锢，并进行登记和疫苗接种；狂犬或患狂犬病的野兽应立即击毙焚毁或深埋，严禁剥皮吃肉。

（2）兽医、动物管理人员、猎手、野外工作者及可能接触狂犬病毒的医务人员可提前接种狂犬疫苗进行预防。原则上于0日、7日、28日各肌注1剂狂犬病疫苗，1年后加强1次，而后每隔1~3年加强注射1次。

（3）被动物咬伤、抓伤后应及时、正确处理。处理措施包括三个重要环节，即清洗、处理伤口；接种狂犬病疫苗；必要情况下使用特异性抗体（即抗狂犬病血清或狂犬病免疫球蛋白）。所有救治预防措施都是越早、越快越好，并且要三管齐下：

第一，及时处理伤口，彻底清创是关键，这是预防狂犬病的第一步。被动物咬伤、抓伤或唾液污染后，立即用20%肥皂水和清水反复彻底清洗伤口和搔伤处，至少15分钟。伤口较深者尚需用导管伸入，持续灌注清洗以去除狗的唾液。再用75%酒精或2%碘酒涂擦。如有高效价免疫血清，皮试阴性后可在创伤处作浸润注射。此项十分重要，尤其是严重咬伤者。四周伤口不宜缝合或包扎，如伤口较大必须缝合、包扎，也要在注射完抗狂犬病血清或狂犬病免疫球蛋白对伤口浸润注射完成后再进行。同时应注射抗生素及破伤风抗毒素。

第二，接种狂犬病疫苗，这是最常见的预防措施。一般人群，被狗、猫、狼、狐等动物咬伤，皮肤伤口被狂犬唾液污染的，均应接种狂犬病疫苗。其方法依伤情、疫苗种类不同，参照使用说明接种。一般于暴露后第0、3、7、14、28天各注射1剂（2mL）。

第三，对严重咬抓伤者，还要根据具体情况选择注射抗狂犬病血清或人抗狂犬病球蛋白，可直接中和病毒，于伤后立即使用。

7. 接种狂犬病疫苗的常见问题

（1）接种时的注意事项。在接种疫苗期间忌食辣椒、饮酒、浓茶等刺激性的食物，避免剧烈活动。并做到按时足量接种，如有遗漏及时补种。

（2）接种时间。狂犬病疫苗注射时间原则上是接种越早越好。但是，即使是超过了24小时，只要在疫苗生效前没有发病，疫苗就可能发挥效用，所以也要接种疫苗。对被咬、抓等已数日数月而一直未接种狂犬疫苗的人，也应尽快给予补注射，争取在发病之前让疫苗起作用，这时，前一针或前两针的接种剂量应当加倍。

（3）禁忌证。狂犬病几乎是100%致死性疾病，因此疫苗接种不存在绝对的禁忌，无论是儿童、婴幼儿、孕妇、老人或有其他疾病者，只要需要均要及早接种。

（4）预防接种后副作用。发热是最常见的副作用，对此，轻者可采取多喝开水等方法进行对症治疗，中度发热者可口服布洛芬等退烧药，尽量不使用肾上腺皮质激素。但有些人会出现神经系统反应，表现为发热、关节酸痛、肢体麻木、运动失调、各种瘫痪等，可采用肾上腺皮质激素治疗。

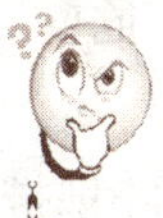

小问题

用狗毛烧成灰敷在伤口上预防或者治疗狂犬病有效吗

没有科学依据，不可信。还是应当按照常规的预防方法去做，即清理伤口、接种疫苗和免疫球蛋白或血清。虽然有人也用过狗毛预防，而且也没有发病，但这只是因为那些狗没有带狂犬病病毒，所以才看起来“起到了”预防作用，实际上当时可能不采取任何措施也不会发病。但如果咬人的狗是带病毒的，那么“狗毛”就不会有作用了。

十六、蜱虫病

1. 蜱虫病的概念

我国目前所说的“蜱虫病”指的是发热伴血小板减少综合征，这是一种由中国疾病预防控制中心新近发现的由布尼亚病毒引起的新发传染病，也是一种自然疫源性疾病。蜱是这种病的传播媒介。病人的主要临床表现为发热伴血小板减少现象，大多数患者还有恶心、呕吐及食欲不振等消化道症状和乏力等表现，其中少数重症患者可以因为多脏器受到损害而导致救治无效死亡。

2. 蜱虫病的临床表现

这种病的潜伏期一般为7～14天，平均为9天。病人发病较急，主要症状有发热（多为持续性高热，可高达40℃以上）、全身不适、乏力、头痛、肌肉酸痛，以及恶心、呕吐、厌食、腹泻等。有的患者还可同时出现咳嗽、咽痛等情况。病人表情淡漠，可有相对缓脉，少数病人还可有浅表淋巴结肿大及皮疹。病人可能出现心、肝、肾等多脏器的功能损害，并出现相应的临床表现。

病情严重的患者可有间质性肺炎、肺水肿、急性呼吸窘迫综合征以及继发细菌、病毒及真菌等感染。少数病人可因严重的血小板减少及凝血功能异常，出现皮肤、肺、消化道等出血表现，如不及时救治，可因呼吸衰竭、急性肾衰等多脏器功能衰竭以及弥漫性血管内凝血死亡。

老年患者、免疫缺陷患者及进行激素治疗者感染本病后病情多较危重。

3. 蜱虫病的传播途径

蜱虫病的主要传播途径有两个，一是通过蜱叮咬传播。蜱叮咬携带本病病毒的宿主动物后，再叮咬人体时，病毒可随之进入人体引起发病。是本病的主要传播途径。二是直接接触危重病人或带毒动物的血液等体液，也会导致传播。

4. 得了蜱虫病后的结局

据国外报道，病死率低于1%。因此，如能及时处理，绝大多数患者预后良好。但出现败血症、中毒性休克、中毒性心肌炎、急性肾衰、呼吸窘迫综合征、弥漫性血管内凝血及多脏器功能衰竭等严重并发症的患者，可能会导致死亡。

5. 容易得蜱虫病的人群和时间

实际上，一般人群都对这种病都是敏感的，各年龄组的人均可感染发病。但高危人群主要是可能接触蜱等传播媒介的人，如疫源地（主要为森林、丘陵地区）的居民、野外工作者及旅游者等。另外，与危重患者密切接触、直接接触病人血液等体液的医务人员或其陪护者，如不注意防护，也有感染的可能。该病全年均有发病，发病高峰为5~10月。

6. 城市中生活的人患蜱虫病的可能性小

一般来说，蜱虫病多发生在丘陵地带，从事野外活动，如采茶、伐木、割草等，因为有较多被蜱叮咬的可能而容易感染“蜱虫病”，但通常在城市中心社区生活的人患此病的风险很小。有专家认为，都市中除大型公园、植被茂盛地区外，一般社区内极少有蜱类生存，因此无需过分担心生活在都市里会感染上该病。但当携带宠物外出到蜱类生活地区旅行时，除个人要做好个人防护，离开时要仔细检查宠物体表是否有蜱类附着。

7. 个人预防蜱虫病的方法

要注意搞好周围的环境卫生和个人卫生。一般要尽量避免在蜱类的主要栖息地如草地、树林等环境中长时间坐卧。如需进入此类地区，应当注意做好个人防护，穿长袖衣服，扎紧裤腿或把裤腿塞进袜子或鞋子里，不要穿凉鞋。裸露的皮肤可涂抹驱避剂，衣服和帐篷等露营装备用杀虫剂浸泡或喷洒。蜱常附着在人体的头皮、腰部、腋窝、腹股沟及脚踝下方等部位。如发现蜱附着在身体上，应立即用镊子等工具将蜱除去，不要直接用手将蜱摘除或用手指将蜱捏碎。

有蜱叮咬史或野外活动史者，一旦出现发热等疑似症状或体征，应当及早就医，并告知医生相关暴露史，应当对疫区的蜱传疾病保持警惕。

8. 被蜱叮咬后的处理方法

一旦发现有蜱虫病叮咬皮肤，可用酒精涂在蜱虫身上，使蜱虫死亡或头部放松下来，然后再用尖头镊子取下蜱虫；也可用烟头、香头轻轻地烫蜱虫露在体外的部分，使其头部自行慢慢退出。不要生拉硬拽，以免伤及皮肤或将蜱虫的头部留在体内。

小问题

蜱有多少种类

蜱（音 pí）虫属于寄螨目、蜱总科。成虫在躯体背面有壳质化较强的盾板者，通称为硬蜱，属硬蜱科；无盾板者，通称为软蜱，属软蜱科。全世界已发现的蜱约800余种，计硬蜱科约700多种，软蜱科约150种，纳蜱科1种。我国已记录的硬蜱科约100种，软蜱科10种。蜱是许多种脊椎动物体表的暂时性寄生虫，是一些人兽共患病的传播媒介和贮存宿主。

十七、疟疾

1. 疟疾的概念

大家一定都看过电视连续剧《亮剑》，剧中男主角李云龙在敌人大扫荡时得了“打摆子”，身体时冷时热，其实他得的就是疟疾。疟疾俗称“打摆子”，是一种通过蚊子（按蚊）叮咬而感染疟原虫引起的传染病，它是一种虫媒传染病。

2. 疟疾的传染性

疟疾患者及带有疟原虫的人（带虫者）都是疟疾的传染源；疟疾主要通过蚊子叮咬传播，蚊子叮咬疟疾患者或带虫者的同时，疟原虫随血液一道被吸进了蚊子体内，进入蚊子体内的疟原虫经过一段时间的发育繁殖后，当蚊子再次叮咬其他健康人时，疟原虫就会随蚊子的唾液进入人体的血液中，使健康人感染疟疾。

而与疟疾患者一起吃饭、拥抱甚至洗澡等日常生活接触不会感染疟疾。

3. 疟疾的易发时间

由于疟疾的主要传播媒介是蚊子，所以疟疾的流行与蚊子的活动密切相关，主要受温度、湿度、雨量以及蚊子的生长繁殖情况影响。温度高于30℃或低于16℃都不利于疟原虫在蚊子体内的生长发育。而适宜的温度、湿度和雨量则有利于按蚊的孳生。所以疟疾最易发病的时间在北方是夏秋季节，以6～10月份最多见，这一时间也是蚊子出现的高发期，给疟疾的传播提供了丰富的渠道。在我国南方由于天气湿热，一年四季都容易发病。

4. 疟疾的潜伏期

疟疾的潜伏期一般为7～21天，也就是说被带有疟原虫的按蚊叮咬后一般7～21天发病。因输血而感染疟疾的潜伏期一般为7～10天。

有一定免疫力的人或服用过预防疟疾药物的人，潜伏期可以延长，最长可达8～10个月。

5. 疟疾发病时的临床表现

疟疾的主要临床表现是周期性的发冷、发热，头痛，出汗，肌肉僵直，全身颤抖，口渴，全身无力。

发冷期病人怕冷非常严重，口唇，指甲发绀，颜面苍白，全身肌肉关节酸痛，进而全身发抖，牙齿打颤，有的人盖几床被子也不能缓解，持续时间10分钟～1小时后寒战自然停止，体温上升，此时又进入发热期。进入发热期后病人自觉冷感消失，可见病人面色转红，紫绀消失，伴随体温迅速上升，可达40℃以上。严重的可出现剧烈头痛、顽固性呕吐、谵妄、抽搐甚至不省人事。

人在反复多次感染疟疾后，可以产生一定程度的保护性免疫力，这样再次感染疟疾时症状就会变得很轻微甚至不出现症状。

6. 疟疾的易患人群

一般来讲，所有人都容易得疟疾，但是疟疾的发生与自身的免疫力也有一定的关系，由于儿童的抵抗力较成年人弱，所以成人发病率较低，儿童发病率较高；例外的是由于婴儿血中的血红蛋白不适合疟原虫的生长，所以婴儿患疟疾以及先天性疟疾的情况很少见。孕妇由于其生理功能特殊，免疫力低，也是疟疾的易感者之一。

此外，从非疟流行区进入疟疾流行区，或者从低疟区进入高疟区，部队到疟疾流行区进行训练、施工、劳动等也容易感染，严重的可以引起疟疾的暴发流行。

7. 疟疾的易发地区

疟疾的流行地区非常广泛，全国除青藏高原外，其他地方都发生过疟疾的流行。

我国按地域划分为低疟区、中疟区和高疟区。以长江为界的北方地区为低疟区；长江以南，台北、桂林、昆明连线以北为中疟区；台北、桂林、昆明连线以南为高疟区。

8. 疟疾对孕妇的危害

孕妇由于自身生理功能的特殊，也比其他人更容易感染疟疾，一旦感染可能给孕妇及胎儿带来很大的威胁。孕期患疟疾是非常危险的，尤其是初次怀孕时，容易导致严重贫血，更严重的还可以引起流产、早产或死胎。即使生出婴儿也很可能是低体重儿，免疫力低下容易受到其他感染而在不满周岁就死亡。

9. 疟疾的预防

预防疟疾最重要的是杀灭蚊子，可以通过喷洒灭蚊药杀灭蚊虫，在蚊子多的地区还可以通过挂蚊帐、穿长衣长裤避免蚊子叮咬；在疟疾流行地区，还可以服用预防性的抗疟药物进行疟疾的预防。需要注意的是孕妇在选用抗疟药物时要严格遵从医务人员的指导，因为有的抗疟疾药物对孕妇是不安全的。

10. 疟疾患者的护理

对疟疾患者的护理主要是进行休息、对症治疗。患者卧床休息，寒战时多盖被子穿厚衣服；高热时可采取物理降温，用温水洗澡，但不要用冷水；出汗时用干毛巾或温湿毛巾擦干，并随时更换汗湿的衣被，以免受凉。

饮食上以进流质、半流质饮食为主，补充食物和水，预防营养不良和脱水。

反复感染疟疾会影响儿童的生长和大脑发育，并可能导致儿童贫血。所以多次患病的儿童还要检查是否有贫血现象。哺乳期儿童患疟疾还应注意母乳喂养，因为母乳有助于防止脱水，同时还有助于儿童抵抗感染。

孕妇作为疟疾的另一易感人群，如果出现疟疾的症状，应立即接受适当的治疗以避免病情恶化。

小问题

夏天怎么防蚊

* 在室内摆放一些花卉可起到驱逐蚊虫的作用，如：茉莉花、杜鹃花、万寿菊、薄荷等；

* 傍晚外出时穿长衣长裤，睡觉时挂蚊帐可有效避免蚊虫叮咬；

* 在居室喷洒灭蚊药，身上也可擦花露水防蚊；

* 用熏烟驱蚊法，在房间内，用一些木屑，最好是有芳香味的木屑，放在铁罐里，在木屑上放几块烧红的炭，再放一些干的柑橘、橙或柚子皮在上面，燃烧后发出的气味可有效驱蚊；

* 检查家里盆盆罐罐、地漏、下水道、花盆等有积水处，有盖子的盖上，能换水的勤换水。地漏、下水道等处防止积水，并时常喷点杀虫剂，不给蚊子生存空间。

十八、登革热

1. 登革热的概念

登革热是由 1、2、3、4 型登革病毒引起、通过蚊子传播的急性传染病。按照《中华人民共和国传染病防治法》的规定，本病属乙类传染病。

2. 可以传播登革热的蚊子

本病的传播媒介是伊蚊。已知 12 种伊蚊可传播本病，但最主要的是埃及伊蚊和白纹伊蚊。我国广东、广西两省区多为白纹伊蚊传播，而雷州半岛、广西沿海、海南省和东南亚地区以埃及伊蚊为主。伊蚊只要与有传染性的液体接触一次，即可获得感染，病毒在蚊体内复制 8 ~ 14 天后即具有传染性，传染期长者可达 174 天。具有传染性的伊蚊叮咬另一人时，就会将病毒传播给被叮咬的人。

3. 我国发生登革热的地区

上世纪 90 年代以来，本病主要在广东、广西等地发生，多为小规模流行或散发；此后福建、浙江等地以及其他省份也多次发生一些输入性病例（即由外地感染回到本病后发现的病例）。

4. 登革热的临床表现

病人多突然发病，有畏寒、发热（24～36小时内可达39℃～40℃），伴有疲乏、恶心、呕吐等症状；有的病人有较剧烈的头痛、眼眶痛以及肌肉、关节和骨骼痛；面部、颈部、胸部发红，眼结膜出血。查体可见部分浅表淋巴结肿大。病人可于病后3～7天出现多样性皮疹（麻疹样、猩红热样）、皮下出血点等。皮疹分布于四肢、躯干或头面部，多有痒感，不脱屑，持续3～5天。部分严重病人可出现多器官大量出血、肝肿大和休克。

5. 登革热的传染源

本病的传染源是病人和隐性感染者。其中病人在发病前6～8小时至病后第6天多为病毒血症状态，此时其血液中带有大量的登革热病毒，可使叮咬人的伊蚊受到感染。轻型患者当然也是传染源，在流行期间，轻型患者数量一般为典型患者的10倍，而隐性感染者占人群的1/3，因此可能是重要的传染源。另外，丛林山区的猴子和城市中某些家畜虽然有感染登革病毒的血清学证据，但作为传染源，尚未能得到肯定。

6. 登革热的流行特征

本病作为传染病有一些较为典型的流行特点。

（1）地方性。凡有伊蚊孳生的自然条件及人口密度高的地区，均可发生地方性流行，往往在城市中流行一段时间之后，再逐渐向周围的城镇及农村传播；而在同一地区，城镇的发病率高于农村。

（2）季节性。发病季节与伊蚊的密度、雨量大小有关。在气温高而潮湿的热带地区，蚊子常年繁殖，因此本病可全年发病。我国广东、广西的流行时间为5～10月，海南省为3～10月。

（3）突然性。本病的流行多突然发生，不少国家在本病消失10多年后后又突然发生流行。如我国上世纪40年代在东南沿海曾有散发流行，到1978年在广东佛山又突然发生流行。

（4）传播迅速。疫情常由一地向四周迅速蔓延。如1978年5月广东省佛山市石湾镇首先发生登革热，迅速波及到周围地区。1980年3月海南省开始流行，很快席卷全岛，波及广东等多地。本病可通过现代化交通工具远距离传播，因此多发生在交通沿线及对外开放的城镇。

7. 登革热的预防

预防的重点在于防蚊和灭蚊。要尽量减少蚊子的孳生地，如翻盆倒罐，填堵竹、树洞，对饮用水缸要加盖防蚊，勤换水，并在缸内放养食蚊鱼等都是一些可采取的措施。室内成蚊可用敌敌畏喷洒消灭，室外成蚊则可用50%马拉硫磷、杀螟松等进行超低容量喷雾，也可在重点区域进行广泛的药物喷洒。应当注意的是，上述药物均具有一定的危险性和污染性，使用时应加以注意。也可以考虑使用物理性的防蚊工具，如防蚊纱窗、防蚊纱门、防蚊纱网等，效果也是肯定的。

小问题

你了解伊蚊的飞行能力吗

伊蚊飞行能力很强。一般的蚊子只能飞数十米至数百米，最远不过2000米，而伊蚊却可以连续飞行5000~6000米，而且还可以做俯冲、前后滚翻、急转弯、突然加速或减速等高难度动作。据说，有一种伊蚊在雨中飞行时，能躲开所有雨点，抵达目的地时，身上竟然可以没有沾一点儿水。这种高超的飞行本领实在令人类望尘莫及！所以我们经常会发现，用手拍打伊蚊时，有时候自认为十拿九稳，结果却令人大失所望，它早已逃之夭夭，溜之大吉了。

十九、布氏菌病

1. 布氏菌病的特点

布氏菌病（简称布病）又叫做“地中海弛张热”、“马尔他热”、“波浪热”等，是一种叫做布氏菌的细菌引起的传染病，人和一些动物都可以得本病，人患病后的临床特点为发热、多汗、乏力、关节痛及肝脾肿大等。由于病后患者通常会失去一定的劳动能力，所以在中国的一些流行地区，老百姓也称这种病为“懒汉病”、“羊瘟病”、“羊翻病”等。

2. 布氏菌病的传播方式

一般来讲，人感染布氏菌病主要通过三种方式或途径：

(1) 经过皮肤黏膜的接触而传染。直接与病畜或病畜的排泄物、阴道分泌物、娩出物接触就可能感染上本病；如果在喂养、挤奶、剪毛、屠宰以及加工皮、毛、肉等过程中没有做好防护工作，也可经过皮肤上的微小伤口或眼结膜而感染本病；另外，有时还可因为间接地接触病畜污染的环境及物品而感染。

（2）通过消化道传染。也就是通过食入被布氏菌病污染的食物、水或生奶包括未煮熟的肉、内脏等而感染。

（3）通过呼吸道感染，非常少见。布氏菌污染了环境后可以在空气中形成气溶胶，如果呼吸时吸入了这种气溶胶就可以感染布氏菌病。

3. 可以传播布氏菌病的动物种类

大约有60多种家畜、家禽和野生动物是布氏菌的宿主，因此它们均可以传播布氏菌病。但其中最重要、与人类关系最密切的主要是羊、牛、猪和狗。

一般情况下，布氏菌病首先是在同种动物之间相互传播，从而造成动物间的发病或者感染，随后在某些情况下才传染给人类。患病动物有较强的传染性，主要是因为它们的分泌物、排泄物、流产物及乳类等含有大量的病菌。另外，布氏菌也可分为多种类型，而不同类型的布氏菌在不同种的动物间还可互相转移，例如羊种菌可能转移到牛、猪身上，反过来也可以。由于羊、牛、猪动物均为我国的重要经济动物，这些家畜以及畜产品与人类的接触非常密切，这也增加了人类感染的机会。

4. 容易得布氏菌病的人群

布氏菌病的发生常与患者的职业有密切关系，兽医、牧民、屠宰工人、皮毛加工工人等明显高于一般人群。从发病年龄上来看，以青壮年为多见；从性别上来看男性多于女性。

5. 布氏菌病的临床表现

布氏菌病的临床表现十分复杂，不同人之间可能有很大区别。本病的潜伏期一般为7~21天，平均为2周。不过也有少数患者的潜伏期可长达几个月甚至1年以上。一般情况下，可以将病人分为急性期、慢性期和慢性活动期三种类型。

（1）急性期患者的临床表现。初次患病的病人绝大多数发病比较缓慢，起初往往有一些前驱症状，容易被当做重感冒。病人全身不舒服，浑身没劲，饭量常常减少，常有头痛和肌肉疼痛，有些人可能出现烦躁或抑郁等症状，这一情况可持续3~5天左右。也有的患者发病较急，典型表现是寒战（怕冷）、发高烧、出汗多和游走性关节痛（主要是大关节疼痛）。

发烧是布氏菌病病人最常见的临床表现，不过发热的特点可能有所不同，其中典型病人的发热呈波浪状，也就是说在开始时体温逐日升高，到达高峰后又缓慢下降，持续约2~3周，中间或停上几天到2周，然后病人会再次出现发热，反复数次。出现发热表现之前病人多伴有寒战、畏寒。患者虽然可能出现高烧，但其意识还是清楚的，有的甚至还可以下床活动，而退热后许多病人反而感觉症状加重，软弱无力。

多汗也是布氏菌病的一个主要症状。患者常在夜间或凌晨退热时大汗淋漓。但也有的患者发热不是很高，但仍出很多汗。出汗后多数患者感觉软弱无力，甚至有人会因为出了很多汗而虚脱。

关节痛是布氏菌病患者的特异性表现。大约75%以上的患者有关节痛的表现，并常与发热同时出现。疼痛多为锥刺样或者钝痛，与风湿病非常相似。主要影响一些较大的关节，如髋、肩、膝等部分，可以是单个或多个关节受到伤害，而且不表现出对称性。关节的局部可以发生红肿。有些病人也可表现为滑膜炎、腱鞘炎、关节周围炎。急性期患者的关节疼痛多表现为游走性，即一个关节一个关节地轮流发生疼痛。到慢性期后，病变已定局，疼痛可固定在某些关节上。邻近肌肉也可发生疼痛，尤其是下肢肌肉和臀部肌肉。

不少布氏菌病患者可能出现泌尿生殖系统的一些临床表现。男性患者可以表现为睾丸炎及附睾炎，多为单侧。女性患者则可表现为卵巢炎、子宫内膜炎及乳房肿痛。

（2）慢性期患者的临床表现。慢性期患者多是由急性期发展而来的，但也有病人可以没有急性病史而从无症状感染者或轻症者逐渐变为慢性期患者。慢性期患者的症状大多不很明显，症状也呈现多样性。但各种可能出现的临床表现与急性期的表现是一致的。

6. 与布氏菌病相似的疾病

主要包括伤寒、副伤寒、风湿热、肺结核、疟疾、风湿、类风湿等。在进行鉴别时要注意对照布氏菌病的特征性表现，如发热伴出汗、关节痛、神经痛、全身乏力、游走性关节痛等，高热但神志精神还可以，很少有谵妄等症状。

7. 布氏菌病的治疗

治疗布氏菌时应注意两点，一是早治疗，诊断一经确立，要立即给予治疗，以防止这种病发展成慢性。二是尽量联合用药，剂量要足，疗程要足，一般可联合使用两种抗生素，持续2～3个疗程。另外要注意休息和合理饮食，增加营养，多给高热量、多维生素、易消化的食物，并注意补充足够的水分及电解质。出汗时要及时擦干，避免风吹。患者每日可用温水擦浴并经常更换衣裤。

急性期患者的治疗要以抗菌为主。常用抗生素有链霉素、四环素族、强力霉素、利福平、磺胺类等。

8. 布氏菌病的预防

（1）管理好传染源。要定期对牧场、乳厂和屠宰场的牲畜进行卫生检查。发现的病畜要及时进行隔离治疗，必要时进行宰杀。病畜的流产物及死畜必须深埋，被污染的环境要进行消毒。病畜的乳及其制品则要煮沸消毒。病畜和健康牲畜要分群、分区放牧，病畜用过的牧场要经过3个月的自然净化后才能供健康畜使用。

（2）切断传播途径。要加强对畜产品的卫生监督工作，禁止食用病畜肉及其乳制品。严格防止病畜或患者的排泄物污染水源。对与牲畜或畜产品接触密切的人，要进行宣传教育，做好个人防护。

（3）保护易感人群及健康家畜。一方面要注意个人防护，另一方面的重要措施就是进行菌苗免疫。对接触羊、牛、猪、犬等牲畜的饲养员、挤奶员、兽医、屠宰人员、皮毛加工员及炊事员等，可以进行预防接种。特殊情况下可以考虑对疫区及其周围的居民、进入疫区的工作人员进行预防接种。

小问题

病人能将布氏菌传染给其他人吗

布氏菌病在人与人之间的相互传播很少见。曾有过母亲在喂奶时把细菌传染给婴儿引起感染以及通过性行为传染本病的报道。此外，通过受污染的组织移植也可能导致传染。但总之这些情况都极为罕见。

二十、流行性出血热

1. 流行性出血热简介

流行性出血热属于病毒性出血热中的肾综合征出血热，是一种自然疫源性疾病，由汉坦病毒引起，简称“出血热”，临床上主要表现为发热、充血出血和急性肾功能衰竭。

出血热主要通过与鼠类及其排泄物（尿、粪）和分泌物（唾液）等接触，经过破损的皮肤、呼吸道或消化道传播，也可以由寄生在老鼠身上的革螨或恙螨叮咬而传播。本病四季均可发生，但有明显的季节高峰，主要与鼠类的活动规律有关，根据鼠的类型不同，可有不同的季节高峰。发病人群以男性青壮年多见。

我国是本病的重灾区，分布广，发病率和病死率较高，严重危害着我国人民的生命安全和身体健康，是国家重点防治的传染病之一。

2. 流行性出血热的传染源

主要传染源为啮齿类动物。在我国农村，本病的主要传染源是黑线姬鼠和褐家鼠，东北林区的主要传染源是大林姬鼠，城市的主要传染源是褐家鼠。人不是本病的主要传染源。

3. 流行性出血热的传播途径

鼠类的血液、唾液、尿、粪便等均可携带病毒，感染人的方式主要有以下几种：

（1）呼吸道传播。携带病毒的鼠类排泄物（如尿、粪、唾液等）可以污染尘埃形成气溶胶，经呼吸道吸入而感染人体。

（2）消化道传播。进食被带毒鼠类排泄物污染的食物或水，可经口腔黏膜或胃肠黏膜而感染。

（3）接触传播。被带有病毒的老鼠咬伤或者伤口直接接触带病毒的鼠类血液和排泄物，病毒就可以进入体内导致感染。

（4）母婴传播。孕妇感染出血热后，病毒可经胎盘传染给胎儿。

（5）虫媒传播。从恙螨体内曾分离到病毒，但其传播作用仍需进一步证实。

4. 流行性出血热的高危人群

人群普遍易感，不同性别、年龄、职业的人群对本病都很敏感，但由于农民经常到田间劳动，接触鼠类的机会比较多，所以男性青壮年农民发病率较高。

5. 流行性出血热的临床表现

本病潜伏期4～46天，一般为7～14天。急性起病，典型病程可以分为五期：

（1）发热期。多数患者突然起病，有畏寒（怕冷）、发热，体温一般在39～40℃之间，伴有头痛、腰痛、眼眶痛等症状。可以出现面部、颈部、上胸部潮红，严重的可以呈醉酒貌（像喝醉了酒一样）。球结膜可以充血、水肿，皮肤、黏膜有出血点或出血斑。少数患者有鼻出血、咯血、黑便和血尿。

（2）低血压休克期。一般发生在病程的第4～6天，患者发热末期或热退同时出现血压下降，少数发生休克，同时出现烦躁不安、口渴、呕吐加重、尿量减少。

（3）少尿期。见于病程第5～7天，尿量明显减少，每天少于400毫升或无尿。各种症状加重，出血现象明显，出现尿毒症、肺水肿、酸中毒和水电解质紊乱等。这一阶段是病情最为严重的时期。

（4）多尿期。一般出现在病程第9～14天，尿量显著增加，氮质血症逐渐好转，全身症状减轻。

（5）恢复期。一般于病程第4周开始恢复，约需1～3月体力才能完全恢复，少数患者可遗留高血压、肾功能受损、心肌劳损等症状。

6. 流行性出血热的诊断

（1）参考流行病学资料。在得病前2个月曾到过疫区并有与鼠类等带毒动物直接或间接接触史要考虑本病的可能。

（2）看患者的临床表现。包括病人有无发热中毒症状、充血出血征和肾损害以及典型的五期经过。

（3）看实验室检查结果。查到特异性IgG抗体是确诊指标。

7. 流行性出血热的护理

要严格卧床休息，避免搬运，以防发生休克；要给予高营养、高维生素而且容易消化的饮食。出现高热时最好采用物理降温的方法，尽量不用强烈的发汗退热药，以防止出汗后休克的发生。出院后可视情况再休息1～3个月。

8. 流行性出血热的预防

（1）做好灭鼠、防鼠工作。这是预防流行性出血热的根本性措施。在流行地区可以采用药物、机械等综合措施，组织开展大面积的灭鼠活动。

（2）搞好食品卫生和个人卫生。做好食品卫生、食具消毒、食物保藏等工作，要防止鼠类排泄物污染食品和食具。剩饭菜必须加热或煮熟后才能吃。

（3）进行疫苗注射。接种出血热疫苗是预防流行性出血热最经济、最有效的特异性手段。应该在发病乡、镇、街道、学校、工地和营房等高危人群中进行出血热疫苗接种。接种时要严格按照疫苗使用说明书进行，有禁忌证者严禁接种，过期疫苗不能使用。

小问题

你知道灭鼠的最佳时间和方法吗

灭鼠时机应该选择在鼠类繁殖高峰到来前进行。春季应着重灭家鼠，秋冬季应着重灭野鼠。

常用的有机械法和毒饵法等。机械法可用鼠夹、鼠笼等捕鼠器械扑杀鼠类。毒饵法主要用鼠类爱吃的食物作诱饵，按一定比例掺入灭鼠药制成毒饵，投放在鼠洞附近或鼠经常出没的地方。灭家鼠常用的有敌鼠钠、杀鼠灵，灭野鼠的有磷化锌、毒鼠磷、万敌鼠钠、氯敌鼠等。毒饵法灭鼠收效高，但缺点是使用不慎可以引起人、畜中毒，所以在田野投放毒饵时要在3天内派人看守，3天后应将多余的毒饵收回销毁。家庭中在晚上入睡前安放毒饵，白天收回。因为鼠类的繁殖能力极强，所以灭鼠工作应该持之以恒，略有放松，就会前功尽弃。

二十一、弓形虫病

1. 弓形虫病的概念

弓形虫病又称“弓形体病”，是由刚地弓形虫引起的人畜共患病。通过先天性或获得性两种途径传播给人，人感染后多为隐性感染。在人疾病抵抗力下降时，弓形虫病可引起中枢神经系统和全身性播散感染。

孕妇受染后，病原可通过胎盘感染胎儿，直接影响胎儿发育，致畸严重，且病死率高。

2. 弓形虫病流行特点

本病全世界分布，广泛寄生于哺乳动物和鸟类，人类感染较普遍，但多为隐性感染或原虫携带者。我国调查发现，感染率在0.1% ~47.3%不等，成人高于儿童，农村感染率高于城镇。肉类加工厂、动物饲养者、屠宰工人和剥脱动物毛皮的工人、兽医等人群弓形虫感染率较高。

3. 弓形虫病传染源

动物是人弓形虫病重要的传染源，我国弓形虫在家畜中流行很普遍，几乎所有的温血动物都可感染弓形虫，一些鸟类和鸡、鸭等也可感染弓形虫。猫和猫科动物是弓形虫的终末宿主，在其粪便中含有大量卵囊，在传播本病上具有重要意义。人在传染本病上起的作用很小，只有孕妇可经胎盘传染给胎儿的情况出现。

4. 弓形虫病的传播途径

（1）先天性传播。先天性弓形虫病系通过胎盘传染，孕妇在妊娠期初次急性感染后，大量滋养体快速繁殖并释放入血液循环，可传染胎儿。

（2）后天性传播。主要是食入生的或未煮熟的含有弓形虫组织包囊的肉（猪肉或羊肉，牛肉较少见），或摄入被猫科动物粪便污染的食物或水中的卵囊而感染。也可因与猫、狗和兔等密切接触而传播。此外，在实验室中弓形虫可通过黏膜或损伤的皮肤潜入人体。输血或器官移植也可传播弓形虫病。

5. 容易感染弓形虫病人群

人类普遍易感，动物饲养员、屠宰厂工作人员以及医务人员等较易感染。感染后容易获得免疫力，多无症状，抗体可持续多年，也可能终生免疫。免疫功能低下者如接受免疫抑制治疗者、肿瘤、器官移植和艾滋病等患者易感染本病。

6. 弓形虫病的临床表现

摄入未煮熟肉类感染发病的潜伏期为10 ~23天，通过猫科动物传染的潜伏期为5 ~20天。

先天性弓形虫病在妊娠期表现为早产、流产或死产。出生后，先天性弓形虫病患儿可出现各种先天性畸形，包括无眼、小眼、小脑畸形、脑积水、脊椎裂、腭裂等。

后天性弓形虫病的表现比较复杂。病情的严重性与人体的免疫功能有关。免疫功能正常的人，大多数病人无症状或有淋巴结肿大。免疫功能缺陷病人，可能出现广泛播散和迅速发生的多器官的致命性感染，如中枢神经系统弓形虫感染、肺部弓形虫病、眼部弓形虫病等。

7. 弓形虫病的治疗

抗弓形虫滋养体的治疗已取得较可靠的疗效，但对消灭弓形虫的包囊迄今尚未找到有效药物，故近期疗效较好，但复发者较多。主要抗弓形虫的药物有乙胺嘧啶、磺胺嘧啶、螺旋霉素等。

8. 弓形虫病的预防措施

（1）避免接触来历不明的猫，接触动物排泄物后要认真洗手。

（2）注意饮食卫生，不吃生的或未煮熟的肉禽，避开生肉污染熟食。

（3）尽量不养猫等动物。

（4）孕妇怀孕期间要避免接触猫及其粪便。产前要检查弓形虫病，发现感染应立即给予治疗。

（5）发现病畜后要给予隔离和治疗。

小问题

猫是怎么得上弓形虫病的呢

猫是人患弓形虫病的主要传染源，而80%的家猫在它们的一生中可能传染上弓形虫，它们传染的途径通常是食用死老鼠、松鼠或其他被感染的小动物。有些猫没有表现出任何症状，而有些猫则表现为腹泻或无精打采，偶尔还会引发肺炎或眼部炎症。完全住在室内、从未与老鼠接触过的猫可能永远也不会被传染。

二十二、甲型病毒性肝炎

1. 甲型病毒性肝炎的基本概念

甲型病毒性肝炎简称“甲肝”，是由甲型肝炎病毒（HAV）引起的一种以肝脏损害为主的肠道传染病。病毒因未受感染者（或未接种疫苗者）食用或饮用由甲肝病毒感染者的粪便污染的东西传播，因此被称之为粪－口传播，人群中的感染率较高，是中国常见的肠道传染病之一。与乙型肝炎和丙型肝炎不同，甲型肝炎感染不会造成慢性肝病，也很少致命，但它会出现使人衰弱的症状。

2. 甲型肝炎的传播

甲型肝炎通常是人与人之间传播，急性发病的患者和没有发病但带有甲肝病毒的隐性感染者是主要传染源，未受感染者食用了由病毒携带者的粪便污染过的食物、饮料或水会被感染。甲型肝炎可经血液传播，但通过注射或输血传播甲肝的机会很少。人与人之间偶尔接触不会传播病毒。

（1）日常生活接触传播。这是甲肝最主要的传播方式，主要通过被甲肝病毒污染了的手、食具、用具和玩具等再污染食物后经口传入而感染。这种方式多发生于学校、幼儿园、部队、工厂等集体单位和家庭，故可引起流行，也可仅出现散发病例。

（2）水源传播。这是引起甲肝暴发流行的主要传播方式，多发生于暴雨和雨季之后，患者的粪便、唾液、呕吐物等排泄物因雨水的冲刷而污染周围环境，尤其是水源。在卫生条件比较差的农村，由于无自来水设施，人们多饮用井水、河水或沟塘水，当身体抵抗力减弱又饮用被污染的水后，极易引起感染，并出现暴发流行。

（3）食物传播。主要是食用了被污染的食物引起，特别是未经蒸煮就生吃的瓜果与蔬菜，或煮的半生半熟的贝壳类海产品如牡蛎、蚬子、蛤蜊和毛蚶等。患甲肝的饮食从业人员污染食物后引起的暴发流行也屡有报道。此种传播方式引起的甲肝流行潜伏期多比较短暂，且病情较重。

（4）苍蝇和蟑螂也是传播本病的重要媒介。其他如节肢动物传播、空气飞沫传播、母婴垂直传播及性接触传播等，因尚未被证实或未见报道，故暂不能肯定。

3. 甲型肝炎的高发季节

甲型肝炎一年四季都可以发生，但常有明显的季节性，夏、秋及早春季节发病率高。可能与秋冬大量上市的水产品有关。毛蚶、醉蟹等引起的甲型肝炎暴发，都发生在冬春季节；早春季节甲型肝炎增多，还可能与春节期间人口流动频繁有关。

4. 甲型肝炎的高危人群

（1）以前没有感染过或没有接种疫苗者。

（2）在卫生条件差的地方生活的人，他们被感染的风险较大。

（3）在病毒传播广泛的地区，15 岁以下的儿童和青少年。由于他们体内没有抗甲型肝炎病毒的抗体，所以对甲型肝炎病毒没有抵抗力，最容易被感染。

（4）存在其他危险因素，包括正在注射药物，与感染者共同生活，或者性伴侣属于急性甲型肝炎患者的人。

5. 甲型肝炎的主要症状

人感染了甲肝病毒后，通常约有 1 个月的潜伏期，此时没有症状，然后可以出现无其他原因可解释的发热（平均发热 3 天左右）、四肢无力、食欲减退、厌食油腻、恶心、呕吐和皮肤黏膜发黄等表现，有的患者有腹胀或腹泻，尿为深红色，就像是隔夜茶的颜色，粪便颜色变浅，检查肝脏时可发现有肿大和触痛或叩痛的体征。患者的症状有轻有重，轻的病程 1 ~2 周，重的可以是好几周或者更长时间。有的患者不出现黄疸，症状也较轻，大多数人在 3 个月内临床症状就可以消失，肝功能也恢复正常，6 个月内可以完全治愈，很少有人出现重型肝炎。婴幼儿患者的症状较轻，与成人患者相比，出现黄疸的更少。

6. 甲型肝炎的预后

预后大多良好。甲型肝炎患者只要及时住院进行隔离治疗，注意休息，调整饮食，90% 以上的患者都可以在 3 ~6 个月内恢复，迁延 1 年的非常少见，病死率低于 0.1%。甲型肝炎患者不会形成长期病毒携带状态，也不会变成慢性肝炎。已感染过甲肝病毒的人，由于机体产生了抗体，以后也不会再患甲肝。

7. 甲型肝炎的预防

预防甲肝要从以下五个方面着手：

（1）接种甲肝疫苗。这是预防甲肝最经济有效的方法。

（2）讲究个人卫生。其关键在于把好“病从口入”关，不喝生水，不吃未煮熟的河鲜或海鲜，不吃被苍蝇、蟑螂叮咬过的食品，生吃的瓜果要削皮再吃，饭前便后要洗手，餐具要消毒。

（3）搞好环境卫生。灭蝇、灭蟑螂等。

（4）管好水源。饮用水要消毒，农村可以使用漂白精片进行饮用水消毒，同时定期对各水沟和湾里的积水进行投药消毒；要加强甲肝患者的粪便管理，防止其污染水源。

（5）发现甲肝患者应及时报告当地的疾病预防（卫生防疫）机构，以采取有效措施隔离，控制传染病的流行。

小问题

病毒性肝炎共有哪些类型

病毒性肝炎是由多种肝炎病毒引起的，以肝脏损害为主的一组全身性传染病。目前已确定的包括甲型肝炎、乙型肝炎、丙型肝炎、丁型肝炎和戊型肝炎。甲型和戊型经粪－口途径传播，乙型、丙型和丁型主要经血液、体液等胃肠外途径传播。各型病毒性肝炎临床表现相似，以疲乏、食欲减退、厌油、肝大、肝功能异常为主，部分病例出现黄疸。甲型和戊型多表现为急性感染；乙型、丙型和丁型大多呈慢性感染，少数病例可发展为肝硬化或肝细胞癌。目前对病毒性肝炎尚缺乏特效治疗方法。甲型和乙型可通过疫苗预防。

二十三、乙型病毒性肝炎

1. 乙型病毒性肝炎简介

乙型病毒性肝炎（以下简称“乙肝”）是由乙肝病毒（HBV）引起

的、以肝脏炎性病变为主并可引起多器官损害的一种传染病。本病广泛流行于世界各国，主要侵犯儿童及青壮年，少数患者可转化为肝硬化或肝癌。因此，它已成为严重威胁人类健康的世界性疾病，也是我国当前流行最为广泛、危害性最严重的一种传染病。我国是乙肝的高发区，全世界 HBsAg（表面抗原）携带者约 3.5 亿，其中我国约 1.2 亿。HBV 感染者中，约 25% 最终将死于重症慢性肝炎、肝硬化及肝癌。

2. 乙肝的传染源

乙型肝炎的传染源为急性、慢性乙肝患者和慢性乙肝病毒携带者。急性患者在潜伏期末及急性期有传染性，但不超过 6 个月。慢性患者和病毒携带者作为传染源的意义最大，其传染性与血液或体液 HBV－DNA 含量成正比关系。

3. 乙肝的传播途径

乙肝病毒可通过血液、精液、尿液、唾液、泪液、汗液、乳汁等各种体液排至体外，然后通过以下途径传染易感者。

（1）母婴传播。母婴传播是乙肝具有家庭聚集性的原因，是现阶段我国的主要传播方式，人群中的 HBV 携带者近一半是由母婴传播造成。母亲主要通过下面三种方式传染给子女：①宫内传播，主要经胎盘获得，可能与妊娠期胎盘轻微剥离有关。经精子和卵子传播的可能性尚未证实。②围生期传播，这是母婴传播的主要方式，分娩过程中新生儿因破损的皮肤接触含有乙肝病毒的母血、羊水和阴道分泌物而被传染。③分娩后传播，主要由于新生儿与母亲的密切接触。但目前没有报告显示母乳喂养能传播乙肝。

（2）经血液传播。输入被 HBV 感染的血液和血液制品、注射、手术、剃刀、公用牙刷、针刺、血液透析、器官移植等均可传播乙肝。

（3）性接触传播。精液、阴道分泌物中均有可能携带乙肝病毒，由于性行为常常导致性行为接触部位的黏膜或皮肤发生微小创口，而这种微小的创口并不一定肉眼可见或被当事人感知，却已构成了病毒出入的“门户”，所以性接触可以造成乙肝的传播。

（4）经密切生活接触传播。现已证实除血液外，唾液、汗液、乳汁等体液均含有乙肝病毒，密切的生活接触可以传播乙肝。这种传播主要发生在家庭内部，亦可发生在学校、工作单位的集体宿舍。但一般来讲，乙肝不通过消化道和呼吸道传播，所以日常接触如握手、拥抱、一起工作、吃饭等一般不会被乙肝病毒传染。

4. 乙肝的易感人群

所有抗-HBs（表面抗体）阴性者均为乙肝的易感人群，其中婴幼儿时期感染乙肝的危险性最大，随着年龄的增长感染的几率会逐渐减少。乙肝高危人群包括：接受输血及血制品者，尤其是血友病患者；注射吸毒者；血液透析及肾移植患者；乙型肝炎家庭内接触者，尤其配偶；有不正当性行为或同性恋者；乙肝孕妇所生婴儿；处理血或血制品的医务人员等。

5. 乙肝的临床分型

按临床表现可以将乙肝分为急性乙肝、慢性乙肝、重型乙肝、淤胆型乙肝和肝炎肝硬化五类。乙肝的潜伏期约为30~180日。

6. 急性黄疸型肝炎的临床表现

本型乙肝总病程2~4个月，临床表现可以分为以下三期：

（1）黄疸前期。常表现为食欲不振、全身乏力、厌油腻食物、恶心、肝区痛、尿色加深等症状，少数有发热。肝功能检查主要是谷丙转氨酶（ALT）升高。

（2）黄疸期。自觉症状可略有好转，发热消退，尿色继续加深，巩膜、皮肤出现黄染，1~3周内黄疸达高峰。肝脏可肿大，有充实感，伴有压痛、叩击痛。部分病例伴有脾脏肿大。肝功能检查可见ALT和胆红素升高，尿胆红素阳性。

（3）恢复期。黄疸消退，症状减轻直至消失。肝脾回缩，肝功能逐渐恢复正常。

7. 急性无黄疸型肝炎的临床表现

除无黄疸外，其他临床表现与黄疸型相似，但相比之下，无黄疸型肝炎起病更加缓慢，症状体征较轻，恢复较快。无黄疸型较黄疸型更加多见。

8. 慢性乙肝的临床表现

急性乙肝迁延6个月以上，或原有HBsAg携带史而因同一病原再次出现肝炎症状、体征及肝功能异常者，或发病日期不明确，但根据肝组织病理学、化验等指标综合分析符合慢性乙肝表现者称为慢性乙肝。慢性乙肝可反复出现疲乏、消化道症状、肝区不适、肝脏肿大，可伴有肝掌、蜘蛛痔、毛细血管扩张或肝病面容。肝功能检查显示血清转氨酶反复或持续升高。病情迁延反复可达数年。

9. 重型乙肝的临床表现

是乙肝中最严重的一种类型，约占全部病例的0.2%～0.5%，但病死率极高。按临床进展过程可分为急性、亚急性、慢性三种。

（1）急性重型乙肝，又叫暴发性乙肝。多由精神刺激、过度疲劳、营养不良、嗜酒或服用损害肝脏药物等诱因所致。以急性黄疸型肝炎起病，起病10日内出现黄疸迅速加深、极度乏力、有出血倾向、腹水增多，有肝臭、急性肾功能不全和不同程度的肝性脑病。肝性脑病早期表现为嗜睡，性格改变、烦躁、谵妄，后期表现为不同程度的昏迷、抽搐、锥体束损害体征、脑水肿和脑疝等。病程一般不超过3周，病死率极高。

（2）亚急性重型乙肝，又称亚急性肝坏死。以急性黄疸型肝炎起病，出现极度乏力、食欲减退、腹胀等中毒症状，黄疸进行性加深，有明显出血倾向，出现肝性脑病。亚急性重型肝炎晚期可有难治性并发症，如脑水肿、消化道大出血、严重感染、电解质紊乱及酸碱平衡失调、肝肾综合征等。病程较长，可达数月。易发展为坏死性肝硬化。

（3）慢性重型乙肝。临床表现类似于亚急性重症乙肝，但有慢性乙肝或肝硬化为发病基础。

10. 淤胆型乙肝的临床表现

以肝内梗阻性黄疸为主要表现，其他表现有皮肤瘙痒、粪便颜色变浅、肝脏肿大，及肝内梗阻性黄疸的实验室检查结果。

11. 乙肝肝硬化的临床表现

按临床表现可以分为代偿性肝硬化和失代偿性肝硬化。代偿性肝硬化指早期肝硬化，可以无症状或症状轻微，可有腹壁、食管静脉曲张、腹水、脾进行性增大等门脉高压征表现，但无腹水、肝性脑病或上消化道大出血症状。失代偿性肝硬化，指中晚期肝硬化，有明显的肝功能异常和失代偿表现，主要表现为腹水、肝性脑病或门脉高压引起的食管、胃底静脉明显曲张或破裂出血。

12. 乙肝的诊断

乙肝的临床表现形式多样复杂，诊断的依据除病人症状、体征外，还须结合流行病学资料，实验室检查和/或肝活检等手段进行综合分析，动态观察诊断。

（1）根据流行病学资料。包括接受过血及血制品史、不洁注射史，与乙肝患者生活中有密切接触，尤其是性接触等。

（2）考虑病人的临床表现。乙肝的诊断及分型需结合上述各型肝炎的临床表现。

（3）病原学诊断最为重要。有以下任何一项阳性者，可诊断为乙肝现症感染：①乙型肝炎表面抗原（HBsAg）阳性；②HBV－DNA阳性；③血清抗HBc－IgM阳性；④肝组织HBcAg和/或HBsAg，或HBV－DNA阳性。

13. “小三阳”和“大三阳”的区别

所谓“大三阳”和“小三阳”是指乙肝血清学检验的2种不同结果。“大三阳”指HBsAg阳性、HBeAg阳性、抗－HBc阳性。“小三阳”是指HBsAg阳性、抗－HBe阳性、抗－HBc阳性。

一般情况下，很多人认为“大三阳”较“小三阳”传染性强，病情较重，很多人盲目的追求“大三阳”转为“小三阳”，其实，这种做法是片面的，要结合其他指标综合考虑“大三阳”和“小三阳”的意义。

第一种情况：无论患者是“大三阳”还是“小三阳”，如果肝功能正常，又没有明显的症状，都称为乙肝病毒携带者，而不能诊断为乙型肝炎患者。乙肝病毒携带者中，大多数人是在婴幼儿时期感染乙肝病毒，由于当时机体免疫系统发育尚未完全成熟，无力清除病毒，容忍乙肝病毒与其长期和平共处，而成为携带者的。这种情况下，一般“大三阳”的HBV DNA水平很高，传染性强，状态相对不稳定，易转化为慢性乙肝；而“小三阳”HBV DNA呈阴性，无传染性，大多数这类携带者会长期稳定于这种携带状态。

第二种情况，无论是“大三阳”还是“小三阳”，如果肝功能反复出现异常，或伴有临床症状，或有肝脾肿大等，则应该判定为慢性乙肝患者，需要积极治疗。这种情况下的“小三阳”被称为HBeAg阴性慢乙肝，是因为病人体内的乙肝病毒基因组在中心区或旁中心区的启动部位发生了变异，致其无法产生HBeAg，血清学表现为HBeAg（－），抗HBeAg（＋），但病毒仍在活跃复制。此类HBeAg（－）的慢乙肝是一种较为严重的病变，并趋向于恶性发展，相当部分病例可能发展为肝硬化或肝癌。HBeAg阴性慢乙肝的抗病毒治疗更加复杂和棘手。

无论“大三阳”还是“小三阳”，只是部分反映人体内携带病毒的状况，不能用来判断病情的轻重。真正决定患者病情轻重的是乙肝病毒DNA、肝功能、B超检查结果和临床症状。因此，要想了解肝功能的情况，需结合上述指标综合判断。

14. 切断乙肝的传播途径的方法

要推广安全注射，做到一人一针一管，防止医源性传播。理发、刮脸、修脚、穿刺和纹身等服务行业中所用的器具也应严格消毒。生活中不和任何人共用剃须刀和牙具等用品。进行正确的性教育，若性伴侣为 HBsAg 阳性者，应接种乙型肝炎疫苗或采用安全套；在性伙伴健康状况不明的情况下，一定要使用安全套。对 HBsAg 阳性的孕妇，应避免羊膜腔穿刺，并缩短分娩时间，保证胎盘的完整性，尽量减少新生儿暴露于母血的机会。

15. 预防乙肝的最有效措施

接种乙型肝炎疫苗是保护易感人群的最有效方法。乙型肝炎疫苗的接种对象主要是新生儿、婴幼儿、15 岁以下未免疫人群和高危人群（如医务人员、经常接触血液的人员、器官移植患者、经常接受输血或血液制品者、免疫功能低下者、易发生外伤者、HBsAg 阳性者的家庭成员、男性同性恋或有多个性伴侣和静脉内注射毒品者等）。

通常情况下乙型肝炎疫苗全程需接种 3 针，按照 0、1、6 月程序，即接种第 1 针疫苗后，间隔 1 个月及 6 个月注射第 2 及第 3 针疫苗。

接种乙型肝炎疫苗后产生抗体者，保护效果一般至少可持续 12 年，因此，一般人群不需要进行抗 - HBs 监测或加强免疫。

小问题

乙肝病毒携带者可以办健康证吗

以前乙肝病毒携带者是办不了健康证的，但是新出台的《中华人民共和国食品安全法实施条例》明确规定不再禁止乙肝病毒携带者从事餐饮业，并宣布取消厨师、餐厅服务员等四类职业人员上岗前的乙肝项目检测及门槛。2010 年 2 月初，卫生部、人保部等部门联合发出通知，要求各地须在 30 天内取消入学、就业体检中的乙肝项目检测，以保护乙肝病毒携带者正常的入学、就业权利。这些措施大大消除了对乙肝病毒携带者各方面的限制。

二十四、霍乱

1. 霍乱的特征

霍乱（Cholera），早期译作“虎力拉”，民间俗称“泻吐症”，是由霍乱弧菌引起的烈性肠道传染病，临床上以剧烈无痛性泻吐，米泔样大便，严重脱水，肌肉痛性痉挛及周围循环衰竭等为特征。它的临床表现根据不同的情况有所不同，病情轻的人只有轻度的腹泻；而病情重的人则可能有剧烈的上吐下泻，有的排出大量的米泔水样的排泄物，患者还可能发生严重的脱水、酸碱失衡、周围循环衰竭及急性肾功能衰竭等情况。

2. 霍乱弧菌的分型

霍乱弧菌可分出200个以上的O血清群，仅发现O_1群、O_{139}群霍乱弧菌能引起急性肠道传染病。O_1群霍乱弧菌包括两个生物型：古典生物型和埃尔托生物型，过去把前者引起的疾病称为霍乱，把后者引起的疾病称为副霍乱，1962年世界卫生大会决定将副霍乱列入《国际卫生条例》检疫传染病“霍乱”项内，并与霍乱同样处理。两个生物型又都分为稻叶、小川和彦岛（少见）三种血清型。O_1和O_{139}群霍乱弧菌可分为产毒株和非产毒株。

3. 霍乱弧菌的抵抗力

霍乱弧菌对热、干燥、酸及一般消毒剂都很敏感，干燥2小时或加热55℃10分钟，即可死亡，煮沸后立即被杀死。在正常胃酸中，能存活4分钟。自来水及深井水中加0.5ppm的氯，15分钟即可杀死霍乱弧菌。但霍乱弧菌在自然环境中存活时间较长，一般在河水、海水和井水中，埃尔托生物型可存活1~3周；当霍乱弧菌黏附于藻类或甲壳类动物时，其存活期还可延长，在合适的外环境中甚至可存活1年以上。

4. 霍乱的历史

霍乱有两个发源地：印度恒河三角洲是古典生物型的发源地，而印度尼西亚的苏拉威西岛则是埃尔托生物型的发源地。19世纪初，由于通商、航海、朝圣和战争等因素，开始由印度向外传播。从1817年至今，曾有过7次大流行。

第一次大流行始于1817年，当时霍乱起于印度，传到阿拉伯地区，然后到了非洲和地中海沿岸；在1826年的第二次大流行中，它抵达阿富汗和俄罗斯，然后扩散到整个欧洲；第三次大流行，它漂洋过海，1832 年抵达北美。20 年不到，霍乱就成了“最令人害怕、最引人注目的 19 世纪世界病”。到 1923 年的百余年间，霍乱 6 次大流行，造成损失难以计算，仅印度死者就超过 3800 万。1961 年后霍乱又开始第 7 次大流行。这次起于印度尼西亚，然后传到亚洲其他国家和欧洲；1970 年进入非洲，百年不见霍乱踪影的非洲从此深受其苦。世界卫生组织统计说，2001 年非洲霍乱患者占了全球的 94%；1991 年霍乱袭扰拉丁美洲，一年内就造成 40 万病例和 4000 名死者，仅秘鲁经济损失就达 7.7 亿美元。

目前认为霍乱的前 6 次大流行与古典生物型有关，始于 1961 年的第 7 次大流行由埃尔托生物型所引发，至今已逾 40 年，其持续时间之长，波及范围之广，超过历次以印度为发源地的古典生物型霍乱大流行。进入 20 世纪 90 年代，情况更为严峻，霍乱入侵拉丁美洲，1991 年美洲即报告了近 40 万霍乱病例，同年全球病例达 60 万，是第 7 次霍乱大流行中病例报告最多的一年。1992 年在印度、孟加拉等地由 O_{139} 血清型引起的霍乱暴发流行，并逐渐波及周边国家和地区。专家警告 O_{139} 血清型有可能引起新的世界大流行。

自从 1820 年霍乱传入我国后，每次的霍乱大流行均波及我国。解放后由于我国医疗工作者对该病的流行特征有了全面系统的了解，提出了富有针对性的防治措施，霍乱在我国的流行态势得到了有效的控制。

5. 霍乱的管理分类

霍乱是《中华人民共和国传染病防治法》规定的甲类传染病。并规定“任何单位和个人发现传染病病人或者疑似传染病病人时，应当及时向附近的疾病预防控制机构或者医疗机构报告。港口、机场、铁路疾病预防控制机构以及国境卫生检疫机关发现甲类传染病病人、病原携带者、疑似传染病病人时，应当按照国家有关规定立即向国境口岸所在地的疾病预防控制机构或者所在地县级以上地方人民政府卫生行政部门报告并互相通报”；“责任报告单位和责任疫情报告人发现甲类传染病和乙类传染病中的肺炭疽、传染性非典型肺炎、脊髓灰质炎、人感染高致病性禽流感病人或疑似病人时，或发现其他传染病和不明原因疾病暴发时，应于 2 小时内将传染病报告卡通过网络报告；未实行网络直报的责任报告单位应于 2 小时内以最快的通讯方式（电话、传真）向当地县级疾病预防控制机构报告，并于2小时内寄送出传染病报告卡”。霍乱也是《国际卫生检疫条例》规定国际检疫的传染病之一。

6. 霍乱的传染源

病人和带菌者是霍乱的主要传染源。

（1）病人。包括重型、中型、轻型，急性病人排泄物中含有大量病菌。重、中型病人由于频繁的腹泄和呕吐极易污染周围环境，无疑是重要的传染源，但轻型病人由于及时就诊的少，临床上极易误诊和漏诊，常不被发现。这些病人可带菌活动，广为传播，作为传染源的流行病学意义更大。

（2）带菌者。指无临床表现而粪便中排出霍乱弧菌的人，包括潜伏期菌、恢复期菌（病后带菌）、健康带菌和慢性带菌。

第一，潜伏期带菌者是指在出现症状之前于潜伏期内大便有排菌者。

第二，恢复期带菌者和慢性带菌者是指病人在临床症状消失后3个月内带菌，为恢复期带菌，病后排菌超过3个月者称为慢性带菌，恢复期带菌一般不超过1周，持续4周以上者很少，慢性带菌可持续数月至数年，国外报道最长达10年，这种带菌通常是胆囊或胆道带菌。

第三，健康带菌者是指始终没有临床症状，而粪便中排出霍乱弧菌者。一般不超过1周，少数可达2周，带菌的频率和传染源接触程度有关。据调查，有病人的家庭密切接触者中，5%～20%的人受感染，邻居接触者为0.3%～0.4%，一般社会接触仅占0.02%～1.3%，这些感染者当中有60%～80%始终无症状。

各类带菌者流行病学意义的大小，与带菌者本人的职业、居住条件、卫生、文化水平等因素关系密切，其中职业尤为重要。典型病人的吐泻物含菌量甚多，这对疾病的传播起重要作用。轻型病人易被忽略，健康带菌者不易检出，两者皆为危险传染源。

7. 霍乱的一般传播途径

霍乱是一种典型的“粪－口”传播性传染病。霍乱患者及带菌者的粪便或排泄物污染水源或食物后引起传播，常见的传播方式有经过水传播、经过食物传播、接触被污染的物品，有的还可通过苍蝇污染食物等而传播。其中水和食物的作用最为突出，人喝了被污染的水或吃了被污染的食物，1～2天（最快的几个小时）后便会发病。其次是日常的生活接触和苍蝇也起着传播作用。

8. 经水传播的霍乱

历次较广泛的流行或暴发多与水体被污染有关。水，特别是江河水、沟渠水、池塘水、浅井水和港湾水极易受到粪便、污物等的污染，如洗涤病人衣物、倾倒吐泻物，船上渔民排泄物直接下水以及通过河道运粪等。因此，霍乱流行期间，在病人附近的水体中常可查到病原体。

霍乱弧菌在水中存活时间较长，有些菌株还可以在水中越冬。所以一次污染后有可能使水体较长时间保持传播能力。水栖动物被污染后，霍乱弧菌有可能在其体内存活较长的时间并继续污染水体。我国广大农村的改水问题尚未完全解决，加以夏秋季节有人经常饮用生水，用生水漱口、洗刷食具、浸洗蔬菜、瓜果、水产品等，都可以增加经水感染的机会。

经水传播的特点是常呈现暴发，病人多沿被污染的水体分布，在人群免疫水平较高的地区，也可断续出现散发病例。

9. 经食物传播的霍乱

经食物传播是传播霍乱的另一种常见途径。食物传播霍乱的作用仅次于水传播，但在已有安全饮用水的地区，轻型和临床型病人，因污染食物而引起传播的作用可能更为突出。

在已经有比较安全的饮用水的地方，由于轻型霍乱患者、带菌者等的粪便、排泄物污染了食物而引起的食物型霍乱传播甚至暴发也常有发生，有的地区甚至还相当突出。霍乱流行区内的食物在生产、运输、加工、贮存和销售中过程都有可能被霍乱弧菌污染的水所污染，也可能被患者、带菌者直接污染，而霍乱流行区的水产品（如鱼、牛蛙等），特别是甲壳类、贝壳类（如虾、蟹、甲鱼和蛏子等）产品的传播作用更大。此外，霍乱流行区的生冷食品、半流体的食物、鱼、肉、蔬菜、乳制品等也容易被污染。在这些食物中，霍乱弧菌可保存几小时或者几天，长的甚至可以长达1～2周，条件适宜时还可以繁殖增加。食品被带有霍乱弧菌的水污染后还可形成食物型暴发。能不能通过食物传播还与烹调、制作及食用的方法有很大的关系，因生吃、半生吃、盐腌后生吃等食用方法而感染霍乱的人较多。经食物传播发生的病例的数量与食品的供应方式（集中或分散）、食用方法（如流行期间办婚丧事聚餐、宴会）有一定关系，如集中供应被污染食品或者许多人同时食用时可以引起食物型暴发；食物运销到外地时还可能引起远程传播。近年来，国内有些地区就多次发生因为举办婚丧酒宴或各种聚餐而引起食物型霍乱暴发的情况。

10. 通过生活接触传播的霍乱

经接触被污染的物品也可传播霍乱，特别是手的污染更易导致感染，接触传播多在人员密集、卫生条件差的情况下发生。常在小范围内引起感染，如出现一户多例现象。但本型传播与食物型、水型传播不易截然分开。不应只因多发疫源地的出现即断定为生活接触传播。

11. 经苍蝇传播的霍乱

夏秋季苍蝇活动频繁，易将病菌带到食物上，起一定的传播作用。有人曾从染有霍乱的疫船以及从疫区中捕获的苍蝇身上检出埃尔托弧菌。

12. 容易感染霍乱的人群

人群对霍乱弧菌普遍易感。由于胃酸具有强大的杀弧菌作用，只有在大量进水、饮食或胃酸缺乏，并有足够量的霍乱弧菌进入时才引起发病，感染后也并不是每个人都会发病。一般来说，新疫区成年人发病较多，而老疫区儿童发病率较高。农民、渔民、船民与沿河居民由于职业的原因，发病也相对较多。病人在病后可以获得一定的免疫力，能产生抗菌抗体和抗毒素抗体，但持续时间短，会再次感染。

13. 最容易发生霍乱的地方和季节

当发生水、旱、地震等自然灾害，或战争等异常情况下，卫生设施受到严重破坏，清洁、安全饮用水的供应中断，水源受到污染，生活垃圾清理困难，环境卫生和食品卫生状况恶化，霍乱等急性肠道传染病就容易发生传播和流行。

一些异常自然条件，如发生洪涝水患等情形时疫情容易扩散与蔓延。而在干旱时，水源一旦被污染也易引起暴发或流行。有些社会因素，如基层卫生机构的健全程度、疫情报告是否及时、公共卫生设施是否完善、防治措施是否落实到位以及农民群众的文化卫生水平、自我保健意识、风俗习惯等都会直接或间接地影响本病的流行强度。

我国发病季节一般在5～11月，流行高峰多在7～10月。

14. 霍乱的临床表现

潜伏期一般为1～3天，短则数小时，长则5～6天。典型患者多急骤起病，少数病例病前1～2天有头昏、倦怠、腹胀及轻度腹泻等症状。极少数病人尚未出现吐泻症状即发生循环衰竭而死亡，称为“暴发型”

或“干性霍乱”。古典生物型与O_{139}型霍乱弧菌引起的霍乱，症状较重；埃尔托生物型所致者常为轻型，隐性感染较多。典型霍乱的病程可分三期，即泻吐期、脱水期、恢复及反应期。

15. 泻吐期霍乱的临床表现

本期持续数小时或1～2天，先泻后吐，一般无发热（O_{139}型除外）。此期主要表现有腹泻和呕吐。

腹泻是发病的第一症状，多数不伴腹痛（O_{139}型除外），少数有腹部隐痛，个别有阵发性腹部绞痛，没有里急后重。起初大便含粪质，后为黄色水样便或“米泔水”便，有肠出血者排洗肉水样便，无粪臭。大便量多、次频，每日可达10余次，甚至排便失禁。O_{139}型霍乱弧菌的特征是发热、腹痛比较常见（达40%～50%），而且可以并发菌血症等肠道外感染。

呕吐一般发生在腹泻后，多为喷射性，次数不多。呕吐物初为胃内食物残渣，后为水样，严重者可呕出“米泔水”样液体，少有恶心。

16. 脱水期霍乱的临床表现

由于严重泻吐引起体液与电解质的大量丢失，出现失水和电解质紊乱，严重者出现循环衰竭，表现为血压下降，脉搏微弱，血红蛋白及血浆比重显著增高，尿量减少甚至无尿。机体内有机酸及氮素产物排泄受障碍，患者往往出现酸中毒及尿毒症的初期症状。血液中钠钾等电解质大量丢失，患者出现全身性电解质紊乱。缺钠可引起肌肉痉挛，特别以腓肠肌和腹直肌为最常见。缺钾可引起低钾综合征，如全身肌肉张力减退、肌腱反射消失、鼓肠、心动过速、心律不齐等。由于碳酸氢根离子的大量丢失，可出现代谢性酸中毒，严重者神志不清，血压下降。此期一般为数小时至2～3天。

此期的病人主要表现有脱水、代谢性酸中毒、肌肉痉挛、低血钾、循环衰竭等。临床上根据脱水程度将霍乱分为轻、中、重三型。

17. 恢复期及反应期霍乱的临床表现

患者脱水纠正后，大多数症状逐渐消失，体温、脉搏、血压恢复正常。少数病人因循环改善残存于肠腔的毒素被吸收，可有反应性低热，体温约38℃～39℃，持续1～3天自行消退。

18. 霍乱的并发症

（1）急性肺水肿。脱水严重时，在补液时，若不注意同时纠正酸中毒，容易引起肺水肿。代谢性酸中毒可导致肺循环高压，后者又因补充大量不含碱的盐水而加重。其临床主要表现为：突然出现严重的呼吸困难，端坐呼吸，伴咳嗽，常咳出粉红色泡沫样痰，病人烦躁不安，口唇紫绀，大汗淋漓，心率增快，两肺布满湿啰音及哮鸣音，严重者可引起晕厥及心脏骤停。

（2）肾功能衰竭。发病初期由于剧烈呕吐、腹泻导致脱水，出现少尿，此为肾前性少尿，经及时补液能迅速增加尿量。若补液不及时，脱水严重引起休克，可由于肾供血不足、肾小管缺血性坏死，出现少尿、无尿。此为最严重的并发症。

（3）其他。低钾综合征、心律不齐及流产等。

19. 控制传染源预防霍乱

按照国家规定，不管任何人凡发现霍乱病人均应立即上报上一级卫生行政主管部门或卫生防疫部门，以便争取紧急预防措施。由于本病易传播，而引起暴发大流行，因此为了有效地控制本病的发生，在各医院均应设立“肠道门诊”，发现病人立即隔离治疗，做到早诊断、早隔离、早治疗、早报告。对疑似病人隔离检疫，接触者应检疫5天，待连续3次大便阴性方可解除隔离。对发现的带菌者，在隔离检疫期间可应用四环素预防感染发生。认真做好国境检疫及国内交通检疫工作，特别应重视国际航空检疫。

20. 切断传播途径防止霍乱发生

（1）搞好家庭和个人饮食卫生，不喝生水，不吃腐败变质的食物。不用脏水漱口或洗瓜果蔬菜。碗筷应煮沸或消毒碗柜消毒，刀、砧板、抹布也应严格消毒。生熟食品要分开存放。饭前便后洗手。

（2）搞好饮水卫生。要保护水源、禁止排放污水；高层楼宇二次供水池要定期消毒监测；饮用河水或井水要净化和使用漂白粉消毒。

（3）食用海鲜（河海鱼类、虾蟹、贝壳类等）时要煮透。由于海水、河水、湖水容易受污染，如果进食了受到霍乱弧菌污染而又未经煮熟的食物，就极容易受到感染，加上海鲜保鲜期短，且在运输途中诸多环节易受污染，因此，人们在购买海鲜食物时，首先要检查是否新鲜，加工时要清洗干净，然后煮熟透再吃。

（4）搞好环境卫生，加强垃圾和粪便的管理。这是预防霍乱传播的另一个重要措施，必须加强这方面的宣传，以提高人们对环境卫生、垃圾、粪便管理重要性的认识，要及时清理卫生死角，加强垃圾清理和粪便消毒管理，以减少霍乱病的传播。而其中粪便管理是关键的关键，是预防环节的重要措施。

小问题

霍乱的疫点应如何消毒

对疫点的消毒是有效切断传播途径、控制疫情的措施之一。可能被病人排泄物污染的厕所、餐具、地面、地拖、门拉手、衣物等要进行消毒。霍乱弧菌对一般的消毒剂均较敏感。漂白粉、漂白精、过氧乙酸、戊二醛等均有效。

二十五、细菌性痢疾

1. 细菌性痢疾的概念

细菌性痢疾简称“菌痢”，是一种由痢疾杆菌引起的以腹泻为主的肠道传染病。主要表现为发热、腹痛、腹泻、里急后重、脓血样大便。菌痢主要经口传播，多是由于食品、水被细菌污染引起的。菌痢是我国的多发病之一，夏秋季节常见。

2. 细菌性痢疾的传染源

急性、慢性菌痢病人和带菌者是细菌性痢疾的传染源。带菌者是指没有菌痢症状但可从大便排出病菌的人。慢性菌痢病人不容易被发现，在菌痢的传播过程中起着重要作用。

3. 细菌性痢疾经口传播

细菌性痢疾通过被病菌污染的食物和水在人和人之间造成传播。

病菌从菌痢病人或带菌者的粪便排出后，可以直接污染手、食物和水，或通过苍蝇污染食物，经口感染。接触病人或带菌者的生活用具可以感染手，如果不洗手就吃东西也可经口感染。

4. 细菌性痢疾的好发季节

细菌性痢疾是我国的多发病之一，各地均可发生，全年散发，一般从5月开始发病增多，8～9月份达到发病高峰，10月以后逐渐下降。南方地区一般发病高峰出现早，持续时间长，北方一般发病高峰出现晚，持续时间短。

菌痢好发于夏秋季节，主要原因一是这段时间的气温条件适合痢疾杆菌的生长繁殖。二是夏秋季节苍蝇多，容易造成传播。三是天气炎热，人们会经常大量饮水，饮水后胃酸等消化液被稀释，抵御细菌能力下降，导致胃肠道防御功能降低。四是天气炎热，人们吃生冷瓜果食品的机会多，如果不注意瓜果蔬菜的清洗消毒，就很容易把病菌吃进肚子里。

此外，着凉、过度疲劳、暴饮暴食会引起人体抵抗力下降，如果不注意饮食卫生，很容易发生细菌性痢疾。

5. 细菌性痢疾的易发人群

人群普遍易感，学龄前儿童和青壮年发病较多。学龄前儿童容易得病多与不良卫生习惯有关。青壮年发病多与活动范围大，接触感染机会多有关。而且得了菌痢后免疫力不持久，容易出现反复多次发病。

6. 细菌性痢疾的表现

多数病人得病前吃过不干净的食物或喝过不干净的水。一般1～3天发病，短的几小时就可以发病。

（1）急性菌痢，可分为急性典型菌痢、急性非典型菌痢和急性中毒性菌痢。

急性典型菌痢一般起病比较急，畏寒，常伴有发热，体温可高达38℃～39℃或39℃以上，还可出现头痛、恶心、肚子痛、拉肚子等表现。一开始为稀水样大便，1～2天后转为脓血便，每天排便10～20次，大便量少，此时有明显的里急后重感。肚脐左下方按压时会有疼痛。1～2周后多数可以恢复，少数可转为慢性菌痢。

急性非典型菌痢没有明显的发热，腹痛轻，腹泻次数少，每天大便在10次以内，大便稀，有黏液，一般没有脓血，里急后重轻或没有。3～7天可以痊愈，容易误诊为肠炎。

急性中毒性菌痢多见于2～7岁体质较好的儿童。起病急，突然高热，病势凶险，全身中毒症状严重，可出现四肢冰冷、抽搐、昏迷等情况，但肠道反应较轻，甚至没有腹痛与腹泻。病情发展比较快，严重的可以出现休克，导致死亡。

（2）慢性菌痢。如果急性期治疗不及时或不彻底，病情超过2个月以上不见好转就转为慢性菌痢。慢性菌痢一般与细菌耐药、病人抵抗力下降有关，也常因受凉、饮食不当、过度劳累或精神因素等诱发。

慢性菌痢可分为急性发作型、慢性迁延型、慢性隐匿型。急性发作型多因进食生冷食物或受凉、劳累等因素诱发，一般间隔数月或半年又发急性菌痢的表现，或每年发作1次，可出现腹痛、腹泻、脓血便，发热不明显。慢性迁延型多为急性菌痢发作后，病情迁延不愈，可长期出现腹痛、腹泻等表现或腹痛与腹泻交替出现，症状时好时发，时轻时重。慢性隐匿型一年内有菌痢病史，没有明显的症状。

7. 细菌性痢疾的并发症

（1）败血症。多见于营养不良的儿童或免疫功能低下的患者。主要表现为持续高热、腹痛、腹泻、恶心、呕吐，大便为水样便，可出现嗜睡、惊厥及昏迷，病死率高。

（2）关节炎。比较少见，大关节出现红肿和渗出，可在急性期或恢复期发生。

8. 细菌性痢疾的治疗

（1）急性菌痢的治疗。患者要隔离，卧床休息。吃一些高热量、高维生素、容易消化的食物，以流质食物为主。不要吃生冷、油腻、不易消化的食物。不要过度劳累，避免各种诱发因素。高热、腹痛、失水的病人要对症治疗，可给予退热、止痉药物，口服含盐米汤或给予口服补液盐。要在医生的指导下合理选用抗生素进行治疗。

（2）中毒性菌痢的治疗。应采取综合急救措施，力争早期治疗。要选择敏感的抗菌药物，先静脉给药，待病情好转后改为口服。要控制高热与惊厥，发热的病人应进行物理降温，防治脑水肿，减轻休克症状。

（3）慢性菌痢的治疗。以综合治疗为主，寻找诱因，对症处理。饮食要营养丰富、容易消化，忌吃生冷、油腻的食物。避免过度劳累，注意保暖，不要让腹部受凉。合理选用抗菌药物进行治疗，对于肠道黏膜病变经久不愈者，可采用保留灌肠疗法。慢性菌痢由于长期使用抗菌药物，可以引起菌群失调，导致肠道功能紊乱。当出现肠道菌群失衡时，切忌滥用抗菌药物，要立即停止耐药抗菌药物的使用，改用酶或乳酸杆菌，以利肠道厌氧菌生长。同时要限制奶类和豆制品。

9. 讲卫生防菌痢

（1）对得了菌痢的人要早发现、早隔离、早治疗，彻底治疗，以防病菌扩散传播。对于从事托幼、饮食、供水等行业的人员，要定期进行查体，并做粪便培养，以便及时发现病人。

（2）管理好食物、水源和粪便，碗筷要经常消毒。室内外的垃圾要及时清除，消灭苍蝇。

（3）养成良好的个人卫生习惯，饭前便后要洗手，不喝生水，生吃瓜果要洗净或去皮，不吃腐败变质食物，食品在冰箱存放时间不能过长，剩菜剩饭要热透再吃。不在街头的小摊买各种熟食。

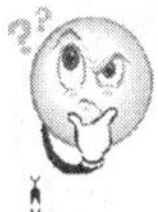

小问题

什么叫里急后重

“里急后重”是形容拉肚子时的一种症状，一般病人患细菌性痢疾时都有“里急后重”的感觉。“里急”是指肚子里面的内急，一阵一阵的肠痉挛既疼痛又想大便。“后重”是指大便刺激肛门时产生的便意。实际上根本没有什么大便了，因为基本上都拉完了．即使拉出来也只是水样便或极少量的伴有脓血样的大便。但是病人一直有“里急后重”的感觉，老觉得想拉，就一直在厕所不敢出来。

二十六、伤寒与副伤寒

1. 伤寒与副伤寒的概念

伤寒又称“肠热病”，是由伤寒杆菌引起的一种急性肠道传染病。以持续发热、腹痛、肝脾肿大、身体出现玫瑰色斑等为主要表现，肠出血、肠穿孔是最严重的并发症。副伤寒是由副伤寒杆菌引起的一组急性传染病。副伤寒的临床表现与伤寒相似，但一般病情较轻，病程较短。

2. 伤寒、副伤寒的传染源

病人及各类带菌者是伤寒、副伤寒的传染源。病人在整个患病期间都有传染性，在患病2～4周排菌量最大，传染性最强。

带菌者有以下几种人：①潜伏期带菌者。就是在临床症状明显出现前就已经从粪便排菌的病人。②暂时带菌者。恢复期的病人在症状消失后仍然排菌，但在3个月以内停止排菌。③慢性带菌者。指病后3个月仍继续排菌的人。④健康带菌者。指不发病但却一直间歇排菌的人。

健康带菌者和慢性带菌者的危害最大，不容易被发现，特别是接触食品、食堂、儿童工作的慢性带菌者，是最危险的传染源。

3. 伤寒、副伤寒的传播方式

伤寒、副伤寒主要经粪－口途径传播。病菌可以随病人或带菌者的粪便和尿排出体外，污染水和食物，再由食物经口传播。与伤寒病人密切接触或接触被伤寒杆菌污染的物品也可以感染伤寒。水源被污染可引起暴发流行，食物被污染是传播伤寒、副伤寒的主要途径。

4. 伤寒、副伤寒的流行季节

伤寒遍布于世界各地，以热带及亚热带地区为多，在不重视饮食卫生的地区可引起流行。伤寒在我国分布广泛，常年散发，一年四季均可以发病，以夏秋季最多，发病以学龄期儿童和青壮年多见。人对伤寒普遍易感，病后可获得持久性免疫力，因此再次患病者极少。

副伤寒甲分布比较局限，副伤寒乙呈世界性分布。我国成人的副伤寒以副伤寒甲为主，儿童以副伤寒乙较常见。

5. 典型伤寒的表现

伤寒的潜伏期为3～60天，平均1～2周。潜伏期的长短与伤寒杆菌的感染量及人体的免疫状态有关。

伤寒起病缓慢，发烧是伤寒最早出现的症状，体温一般逐渐升高，3～7天后可达39℃以上。可伴有全身不适、食欲减退、恶心、腹痛等表现。

发病后2～3周出现伤寒特征性的表现：持续高热，可持续2周；表情淡漠；相对缓脉；胸、腹部出现淡红色丘疹（玫瑰疹），四肢罕见，多在10个以下，可在2～4日内消退。多数病人可出现右下腹痛、便秘、肝脾肿大。

发病后第4周，体温开始下降，各种症状逐渐减轻。第5周，体温恢复正常，各种症状消失，肝脾恢复正常。

6. 伤寒的并发症

（1）肠出血。多发生在起病后2～3周。少量出血可无症状或仅有轻度头晕；大量出血时可有体温突然下降、头晕、面色苍白、烦燥不安等表现。

（2）肠穿孔。是最严重的并发症，多发生于起病后2～3周。表现为突然右下腹剧痛，伴有恶心、呕吐、四肢冰冷、呼吸急促，体温暂时下降，但不久体温又迅速上升，腹痛加剧，出现腹胀、腹壁紧张、全腹压痛等表现。

（3）其他。中毒性心肌炎、中毒性肝炎、溶血性尿毒综合征、胆囊炎等并发症。

7. 副伤寒的临床表现

副伤寒的潜伏期较伤寒短，一般为8～10天。

副伤寒甲、乙肠道症状明显。开始时可先有腹痛、呕吐、腹泻等急性胃肠炎症状，约2～3天后减轻，接着体温升高，出现伤寒样症状。体温波动较大，持续时间短。皮疹出现较早，数量多，可遍布全身。

副伤寒丙起病急，体温迅速上升，持续1～3周。肺部、骨骼及关节可出现局限性脓肿。

8. 伤寒、副伤寒的治疗

病人入院后应按消化道传染病常规进行消毒隔离，临床症状消失后每隔5～7天送检粪便培养，连续2次阴性可解除隔离。发热期病人必须卧床休息，退热后2～3天可在床上稍坐，退热后1周可轻度活动。注意皮肤及口腔的护理。

要给病人吃高热量、高营养、高维生素、易消化的食物，鼓励病人喝水，以利毒素排泄。发热期间要吃流质或细软无渣的食物，少量多餐。退热后，可逐渐从稀饭、软饭过渡，退热后2周才能恢复正常饮食。忌吃坚硬多渣的食物，以免诱发肠出血和肠穿孔。

高热的病人可适当应用物理降温，不宜用发汗退热药，以免虚脱。便秘可用开塞露或用生理盐水低压灌肠，禁用泻剂。腹胀可用松节油腹部热敷及肛管排气，禁用新斯的明类药物。腹泻要选择低糖低脂肪的食物，忌用鸦片制剂。

在上述治疗的同时，还应在医生的指导下选用适当抗菌素。

肠出血的病人要绝对卧床休息，暂时禁食或吃少量流质食物，用止血药止血，对仍出血不止者，应考虑手术治疗。局限性肠穿孔的病人要禁食、胃肠减压，使用抗菌药物。肠穿孔并发腹膜炎的病人应及早进行手术治疗。

9. 彻底治疗防伤寒复发

如果治疗不彻底，体内的病菌没有完全清除，当机体免疫力降低时，伤寒会复发，再次出现发热等表现。大约10% ~20%的病人会出现复发，一般在退热后1 ~3 周出现。复发症状一般较轻，但如果治疗不恰当，病情也会加重。

10. 伤寒、副伤寒的预防

对伤寒、副伤寒病人要早发现、早隔离、早治疗，伤寒、副伤寒患者接触过的物品要进行消毒处理，伤寒、副伤寒病人和病菌携带者不能从事食品和幼托工作。

要修建冲水式厕所，粪便应排入污水系统。厕所加装纱窗，厕所内要消灭苍蝇。

注意生活用水源不能受到污染，自来水要消毒煮沸后再喝。食物的处理保存要特别小心，处理食物前应正确使用肥皂洗手，食物要冷藏保存。

要经常清除垃圾，搞好室内外环境卫生，使苍蝇无法孳生。

养成良好的卫生习惯，不喝生水，饭前便后要用肥皂洗手。不要到卫生条件差的摊点、餐馆吃饭。

对从事饮食、副食品加工、自来水厂、牛奶厂、托幼保教及炊管人员要定期进行体检。

小问题

你听说过“伤寒玛丽”事件吗

1907年，厨师玛丽·梅伦造成的“伤寒玛丽”事件，可以说是医学史上有名的案例。玛丽是位厨师，她所到之处都引发了伤寒的蔓延，尽管她本人并未患病，但却把所携带的病菌传染给了吃她食物的人。当最终被证实为传播病菌的人后，她被扣留并终生隔离。

二十七、急性出血性结膜炎

1. 认识急性出血性结膜炎

急性出血性结膜炎俗称“红眼病”，是世界范围内的流行性传染性眼病，主要由肠道病毒引起。1969年本病首先在西非加纳暴发流行，1971年在我国首次暴发流行。20世纪80～90年代我国均有多次地区性小规模流行。

急性出血性结膜炎的特点为接触传染，人群普遍易感，各年龄组人群均可感染发病。本病由于治愈后免疫力低，因此可重复感染（再接触病人还可得病）。流行快，患红眼病后，常常是一人得病，在1～2周内造成全家、幼儿园、学校、工厂等广泛传播，不分男女老幼，大批病人感染，常造成大范围暴发流行。多发于夏秋季，自然病程短，无特殊治疗药物，预后较好，极个别伴有神经系统症状。

2. 急性出血性结膜炎的临床特点

（1）潜伏期短。一般为24小时左右，最长不超过6天。

（2）起病急。迅速出现眼睑水肿、结膜充血、分泌物增多、发病后即出现剧烈的异物感、眼痛及怕光流泪等症状。2～3天可出现结膜下出血，出血程度不等。少数病例出现头痛、发热、鼻塞、喉痛等症状。

（3）儿童病程较短。一般2～3天（而成人可长至1～2周），一般预后良好，无后遗症。

3. 急性出血性结膜炎的传播途径

该病主要是通过接触被患者眼部分泌物污染的手、物品或水等而发病，部分患者的咽部或粪便中也存在少量病毒。接触患者用过的毛巾、枕巾、洗脸用具、水龙头、门把手、电子游戏机、电脑的键盘、电话机、遥控器、公用的玩具等都易被感染，游泳池的水被病毒污染后传染性强，所以到病人接触过的泳池、浴池等地方游泳、洗浴，很有可能感染此病。

4. 急性出血性结膜炎患者的注意事项

（1）积极治疗，要及时、彻底、坚持。一经发现，立即治疗，不要中断，症状完全消失后仍要继续治疗1周时间，以防复发。

（2）不能遮盖患眼，应开放患眼，因为遮盖患眼后，眼分泌物不能排出，同时增加眼局部的温度和湿度，利于细菌或病毒繁殖，加重病情。

（3）不能自己滥用眼药膏以免加重病情，耽误治疗时机。一般的眼药膏里的成分基本是以凡士林为主，羊毛脂为辅，再加入某些药物制成。最为常见的有金霉素眼膏、红霉素眼膏、四环素眼膏等。这些眼膏的特点是不散热、不吸水，患者眼病中的分泌物会很多，擦后会使本来温度就高的结膜囊内的温度更高，有利于细菌或病毒生长繁殖，而不利于渗出物的排出，会使病情加重。

（4）注意避光避热，少用眼。严重的急性结膜炎病人畏光流泪，为减轻不适，要避免光和热的刺激。也不要勉强看书或看电视，出门时可戴太阳镜，避免阳光、风、尘等刺激。

（5）患病后应自觉隔离，注意休息。个人用品应与家人分开并注意及时消毒；避免公共场所的活动，以防感染他人。

5. 急性出血性结膜炎患者的饮食四忌

（1）忌酒。本病属风热邪毒或兼胃肠积热侵犯肝经，上攻于目所致。饮酒（包括各种烈酒、黄酒、果子酒、米酒、啤酒等）可助邪热毒气，犹如煽风点火；同时饮酒还能损及肝阴，使肝经空虚，风热邪毒更易侵袭，以致本病病程延长。

（2）忌辛辣。京葱、洋葱、韭菜、蓼蒿、芥末等辛辣之品，能温阳而助风热时邪，并可耗损肺胃之阴，使肺胃积热加重，使风热时邪与肺胃积热搏结难去，而不利于本病的早期康复。

（3）忌腥膻。红眼病患者应忌黄鱼、鳗鱼、橡皮鱼、桂鱼、鳝鱼、黑鱼、鳊鱼、蟹、虾之类腥膻发物，否则导致风热之邪更盛、热毒愈盛，给治疗、康复带来不必要的麻烦。

（4）忌生姜。眼部炎症者不宜食用生姜，忌食温热辛散食物，宜食用清凉散热之品。生姜温热，且味辛走窜行散，既助火热，又伤阴液，眼部炎症者食用，将会加重病情。

6. 急性出血性结膜炎的预防

（1）要注意个人卫生，尤其需注意保持手的清洁，平时避免用手揉擦眼睛十分重要。各人的毛巾、脸盆、手帕应当单用，洗脸最好用流水。饭前、便后、外出回家后要及时洗手。

（2）病人家庭成员和密切接触者接触患者后用75%乙醇消毒双手。

（3）医务工作者检查及治疗操作后必须认真用75%乙醇消毒双手及用品以后再接触其他病人。使用的仪器、物品用75%酒精或84液等清拭消毒，严防医源性传播。本病流行期间，医院需要设专台门诊，避免交叉感染。

（4）不宜采用集体滴眼药预防眼病的方法。

（5）患者应进行隔离，尤其是在学校、幼儿园等集体单位，患者的洗漱用品应煮沸消毒，患者禁止进入公共浴池及游泳场。

（6）本病易流行季节，最好去正规并且消毒条件完善的游泳池游泳，健康人在游泳后应滴抗生素滴眼液，预防感染。

（7）医院或社区发现该病应及时向主管卫生、防疫部门做传染病报告。

小问题

和红眼病患者对视会被传染吗

红眼病主要通过直接或间接接触患者的眼部分泌物而传染，因此与红眼病患者对视并不会引发感染。红眼病也不是消化道疾病，所以也不会通过饮食传染，但与患者握手后就有可能被传染。所以在红眼病流行期间，尽量不要摸有可能被污染的物体，特别是注意不要用手揉摸眼睛。

二十八、猩红热

1. 猩红热简介

猩红热是由A族乙型溶血性链球菌引起的急性呼吸道传染病，多发于儿童。其临床特征是发热、咽峡炎、全身弥漫性鲜红色皮疹和疹退后脱屑，少数患者可出现严重的心、肾、关节损伤。

2. 猩红热的流行特征

本病的传染源主要是猩红热病人和带菌者。自发病前24小时至疾病高峰时传染性最强，主要是空气飞沫传播。人群普遍易感，各年龄段均可发病，但5～15岁为好发年龄。

3. 猩红热的临床表现

猩红热的潜伏期通常为2～3天，典型表现为发烧、咽峡炎和皮疹。发烧可达39℃左右，伴有全身不适、头痛、肌肉痛等中毒症状。有咽峡炎时，主要表现为咽痛、吞咽痛，局部充血并可有脓性渗出物。皮疹的出现大约在发病后24小时始发于耳后、颈及上胸部，24小时内迅速蔓延全身。全身均可是红色粟粒样皮疹，压之褪色，有痒感，疹与疹之间皮肤发红。在皮肤皱褶部位皮疹密集呈线状，口唇周围不出皮疹且充血不明显，形成一个围绕口周的苍白圈。皮疹一般2天达高峰，发后慢慢消退，2～4天退净，体温逐渐下降，疹退后7天左右开始脱皮屑，轻者呈糠屑样脱落物，重者见大片脱皮。

4. 猩红热的严重并发症

（1）化脓性并发症。细菌可直接侵袭咽喉附近的组织，引起这些组织的化脓性炎症、坏死及溃疡。可波及周围组织引起如化脓性淋巴结炎、化脓性中耳炎等。

（2）中毒性心肌炎。在猩红热的早期，病菌产生的大量红疹毒素及其他产物进入血液，侵犯到心脏，引起心肌炎。患者可出现高热、寒战、心悸、乏力、心律失常等症状。

（3）急性肾小球肾炎。绝大部分为链球菌感染后肾炎，临床以血尿、少尿、水肿和高血压为主要表现。

5. 猩红热的治疗原则

猩红热患者要马上隔离，患者的分泌物和污染物应及时进行消毒。接触患者时应该戴上口罩。

治疗主要是应用抗生素，除此之外，急性期患者要卧床休息，给以充分的营养和水分，防止继发感染的发生。如果与猩红热患者有过密切接触，可以预防性应用抗生素。

6. 猩红热的预防

（1）管理好传染源。患者要住院或家庭隔离，至咽拭子培养3次阴性且无化脓性并发症出现时，方可解除隔离。密切接触者应严密观察，对可疑猩红热、咽峡炎患者和带菌者都应隔离。

（2）注意切断传播途径。流行期间，小儿应尽可能避免到公共场所去；房间要注意通风。

(3) 保护易感者。对儿童机构、部队或其他人员聚集的集体，可根据不同情况决定是否采用药物进行预防。

小问题

各种发疹性疾病的疹子有什么不同

麻疹的皮疹首先见于耳后、发际，渐及前额、面、颈，自上而下至胸、腹、背及四肢，最后达手掌和足底，2～3天波及全身。皮疹初为淡红色斑丘疹，压之褪色，大小不等，直径约2～5毫米，稀疏分明，疹间皮肤正常。出疹高峰时皮疹可融合，颜色转暗，部分病例可出现出血性皮疹，压之不褪色。皮疹达高峰后，会按出疹顺序依次消退，残留浅褐色色素沉着斑，伴细小脱屑。

猩红热的皮疹则先见于面部，1天内波及全身，面部和四肢较少，手掌、足底无疹，躯干较多，呈红色充血性斑丘疹，直径2～3毫米，也可呈大片皮肤发红或针尖状猩红热样皮疹。

水痘的皮疹首先见于躯干和头部，以后延至面部及四肢。初为红斑疹，数小时后变成丘疹，再数小时后发展为疱疹。疱疹壁薄易破，多为椭圆形，直径3～5毫米，周围有红晕，疹液透明，后变浑浊，疱疹处常伴瘙痒。1～2天后从中心开始干枯结痂，红晕消失。1周左右痂皮脱落愈合，一般不留瘢痕。

二十九、艾滋病

1. 影响重大的艾滋病

相信大家都看过章子怡、郭富城主演的电影《最爱》，里面章子怡、郭富城得的热病就是艾滋病。从电影的内容里也能看出艾滋病给人们带来的危害是相当大的，不只给患者带来身体上的危害，也带来心理上的危害。

艾滋病是由人类免疫缺陷病毒（HIV），俗称“艾滋病病毒”引起的一种传染病，又称“获得性免疫缺陷综合征”，英文缩写是AIDS。

感染了艾滋病会使人体自身免疫系统受到破坏，疾病后期即使很轻微的感染也有可能导致死亡，可以说危害是相当大的；而且艾滋病的传播非常迅速，从20世纪80年代发现该病以来，全球艾滋病病毒感染者已有上亿人，目前中国有约70万感染者。

2. 艾滋病病毒（HIV）的特点

HIV最早是1981年在美国发现的，是导致艾滋病的病毒。HIV在外界环境中存活能力比较弱，离开人体后，通常温度下只能生存几小时至几天，56℃环境下30分钟就能死亡，因此对艾滋病病毒的杀灭可以选择沸水煮、蒸等方式。HIV对消毒剂和去污剂也敏感，在许多常用的消毒药品（如25%的乙醇、0.2%次氯酸钠、2.5%漂白粉液）中浸泡5分钟，就可以完全杀灭它。

3. 能传播艾滋病的人群

只有两类人能传播艾滋病，即艾滋病患者和艾滋病病毒感染者；与艾滋病患者或感染者有过日常生活接触的人不会传染艾滋病。

艾滋病患者是指感染艾滋病病毒并且已经有症状出现的人。而艾滋病感染者是指受到艾滋病病毒的感染但还没有发病的人。

4. 可以感染艾滋病的人群

艾滋病的易感人群主要有：卖淫嫖娼者、男同性恋者、静脉吸毒者、有多个性伙伴的人、血友病患者，因疾病或手术多次接受输血以及血液制品者也容易感染艾滋病病毒。另外，艾滋病患者或艾滋病病毒感染者所生的婴儿或母乳喂养的婴儿也容易被感染。

5. 艾滋病的传播途径

艾滋病的传播途径主要有三条：性传播、血液传播、母婴传播。一般的日常生活接触（如一起吃饭、握手、共用马桶等）都不会传染艾滋病。性传播和血液传播是目前我国艾滋病最主要的传播方式。

（1）性传播，包括同性及异性之间的性接触。艾滋病病毒经常存在于艾滋病患者和感染者的精液及阴道分泌物中，因此如果性接触时没有采取保护措施，艾滋病病毒就可以通过性交（包括正常性交、肛交及口交）的方式在男女之间、男男之间传播。

（2）血液传播，艾滋病在以前主要是因为卖血而感染，现在主要是因为静脉吸毒感染。吸毒的人常常会几个人甚至更多的人共用一支注射器，如果其中有一个人带有艾滋病病毒，那么艾滋病病毒就可随针头经血液传播其他人。有些人感染艾滋病是由于输入被艾滋病病毒污染的血液或血液制品导致的，使用被艾滋病病毒污染而又未经严格消毒的注射器、针头都可能感染艾滋病。

（3）母婴传播，是指母亲是艾滋病患者或感染者，在怀孕、分娩过程中，婴儿经过母亲产道时受到母亲携带的艾滋病病毒的感染而感染艾滋病。母乳喂养的婴儿，如果母亲是艾滋病患者或携带者，当婴儿吸吮乳汁时，乳汁中带有的艾滋病病毒也可传染给婴儿。所以，感染了艾滋病病毒的母亲不要给孩子喂母奶。

6. 艾滋病的窗口期与潜伏期

艾滋病的窗口期是指被艾滋病病毒感染后至通过实验室检查可以检测出来的时间，一般为6周~3个月，在这段时间HIV抗体检测结果为阴性，但是体内实际上已经有了艾滋病病毒，而且具有传染性。

艾滋病的潜伏期是指感染艾滋病病毒后至发病的时间，平均为7~10年，在这段时间艾滋病患者及感染者外观上可能与正常人一样但是具有传染性，可以将艾滋病传染给别人。

需要注意的是窗口期与潜伏期都具有传染性，而且由于此期感染者不发病，所以很多感染者会忽略已感染的事实，如果健康人与处于此期的感染者有不洁性交就可能感染艾滋病。处于此期的感染者如果献血也会传播艾滋病。

7. 日常生活接触不传染艾滋病

现在很多人都是提“艾”色变，不敢与艾滋病患者接触，哪怕说话都不敢，就怕感染艾滋病。其实一般的日常生活接触是不会感染艾滋病的。如握手、拥抱、共用劳动工具、办公用具、电话、钱币等，共同进餐、同住一室、同用一浴池、共用马桶，咳嗽、打喷嚏、谈话、蚊虫叮咬都不会传播艾滋病。

礼节性的接吻通过唾液传染的可能性也非常低，因为艾滋病病毒不会通过人体的消化系统传播，但如果有口腔溃疡，艾滋病病毒就有可能进入溃疡部位通过血液传播而感染。

在同一个游泳池里游泳也不会感染艾滋病，因为艾滋病病毒在水里扩散很快，所以与病毒的接触机会非常小，而且艾滋病病毒在水里存活时间很短，一般不会超过 1 分钟。即使一位艾滋病病毒感染者在游泳池里因为皮肤划伤而流血，释放出的病毒也不足以感染其他人。

了解了这些我们就知道在工作和生活中与艾滋病病毒感染者和艾滋病患者的一般接触不会感染艾滋病。也就是说，只要约束自己的性行为、不吸毒、不盲目使用血液制品，就不必担心感染艾滋病，恐惧是多余的。

8. 艾滋病病毒在人体内存在的部位

艾滋病病毒在人体内主要存在于体液中，如血液、精液、阴道分泌物、乳汁、唾液、泪液、汗液、尿液和痰液等。其中能传播艾滋病的主要是血液、精液、阴道分泌物、乳汁。其中血液、精液和阴道分泌物的病毒含量最高，接触后也最可能引起艾滋病的传染。其他的体液因艾滋病病毒的含量很低，一般不会引起艾滋病的传染。

9. 艾滋病病人的症状与体征

艾滋病患者发病时有些人会出现长期的淋巴结肿大、扁桃体肿大、发热、体重突然下降、极度疲倦、浑身酸痛、夜间出汗、腹泻、口腔溃疡、疱疹等症状，这些症状被称为“艾滋病相关综合征”。艾滋病患者的免疫系统常常变得很衰弱，即使普通的感冒也可能导致死亡。但由于艾滋病患者出现的症状不典型，所以出现上面提到的这些症状时并不能确诊感染艾滋病。因此，出现这些症状也不要恐慌，应该到正规医院或疾病预防控制中心进行咨询和 HIV 抗体检测。

10. HIV 抗体检测的时间

近年来艾滋病的发病人数越来越多。但艾滋病到现在为止尚无肯定的治疗方法，目前最有效的方法就是洁身自好，对有可能感染艾滋病的人应该早发现、早诊断，以免继续传染别人。

现在我国 HIV 抗体检测的时间为有艾滋病高危行为后 6 周 ~ 3 个月。由于个人体质及病毒量的原因，检测结果以 3 个月时的检测结果为准，如果 3 个月时检测结果为阴性那么可排除感染；但如果 3 个月时检测结果为阳性，还需要在 6 个月时进行一次确诊检测。

11. 需要进行 HIV 抗体检测的人群

有以下情况的人应当尽早做艾滋病病毒抗体筛检试验（HIV 抗体检测）：

（1）与艾滋病高危人群（如吸毒者、卖淫嫖娼者）有过性接触的人。

（2）艾滋病抗体检测结果为阳性者的爱人及子女。

（3）患艾滋病或艾滋病病毒抗体阳性的母亲所生的婴儿及母乳喂养的婴儿。

（4）男同性恋者、两性恋者以及卖淫嫖娼者。

（5）静脉注射毒品成瘾者。

（6）因疾病或手术多次进行输血者，特别是血友病患者。

12. 艾滋病的预防措施与方法

由于艾滋病目前无法治愈，因此艾滋病的预防比治疗更加重要。预防艾滋病主要要求我们做到以下几点：

（1）洁身自爱。不搞性乱，不要有婚前和婚外性行为；不卖淫嫖娼，不搞同性恋；婚前要进行健康检查；提倡使用避孕套，防止精液、尿液、阴道分泌物或血液进入体内。

（2）拒绝毒品。不以任何方式吸毒，如果已经染上毒瘾又未能戒除时，不与别人共用注射器。

（3）避免医源性传播。不共用针头及注射器，打针、输液以及儿童打预防针都必须做到一人一针一管，使用一次性注射器；不到消毒工作做得不好的诊所、医院去打针、拔牙、针灸或手术；献血要到正规医疗机构，不要到非法窝点献血

（4）避免母婴传播。已经感染或患艾滋病的妇女要避免怀孕，以防艾滋病病毒经胎盘传给胎儿。已经生育的，不要母乳喂养。

（5）避免日常接触。不共用剃须刀、牙刷等；不到消毒不严格或不消毒的理发店、美容院理发、美容；不用不消毒的针穿耳、纹身等。

13. 艾滋病病毒携带者最好不结婚或怀孕

虽然法律并没有禁止艾滋病患者或感染者结婚，但由于目前艾滋病无法治愈，并且有较强的传染性，很容易将艾滋病病毒传播给自己的爱人及孩子，因此艾滋病患者及感染者最好不结婚。如果非要结婚，一定要切实采取保护措施，常规地、正确地使用避孕套。

感染了艾滋病病毒的妇女可以通过胎内、分娩、哺乳将艾滋病病毒传给胎儿，所以艾滋病患者及感染者应尽量避免怀孕，以避免胎儿受到感染，已经生育的要避免母乳喂养。

小问题

你知道艾滋病的“四免一关怀”政策吗

“四免一关怀”中的“四免”分别是：①农村居民和城镇未参加基本医疗保险等医疗保障制度的经济困难人员中的艾滋病患者，可到当地卫生部门指定的传染病医院或设有传染病区（科）的综合医院服用免费的抗病毒药物，接受抗病毒治疗；②所有自愿接受艾滋病咨询和病毒检测的人员，都可在各级疾病预防控制中心和各级卫生行政部门指定的医疗机构，得到免费咨询和艾滋病病毒抗体初筛检测；③对已感染艾滋病病毒的孕妇，由当地承担艾滋病抗病毒治疗任务的医院提供健康咨询、产前指导和分娩服务，及时免费提供母婴阻断药物和婴儿检测试剂；④地方各级人民政府要通过多种途径筹集经费，开展艾滋病遗孤的心理康复，为其提供免费义务教育。

“一关怀”指的是国家对艾滋病病毒感染者和患者提供救治关怀，各级政府将经济困难的艾滋病患者及其家属，纳入政府补助范围，按有关社会救济政策的规定给予生活补助；扶助有生产能力的艾滋病病毒感染者和患者从事力所能及的生产活动，增加其收入。

三十、淋病

1. 淋病简介

淋病是“淋菌性尿道炎”的简称，是由奈瑟淋病双球菌感染引起的以泌尿生殖系统化脓性感染为主要表现的性传播疾病。它是一种古老而又常见的性病，近年来发病率居我国性传播疾病首位。致病菌是革兰氏阴性双球菌，呈肾型，成双排列，离开人体不易生存，一般消毒剂容易将其杀灭。

2. 淋病在我国的流行

在我国，公元前2~3世纪，《黄帝内经·素问》载曰：“膀胱不和为癃。”公元2世纪张仲景在《金匮要略》这样描述淋病：“小便如浆状，小腹弦急，痛引脐中。”公元7世纪隋朝巢元方在《诸病源候论》中把淋病分为七淋，即石淋、气淋、膏淋、痨淋、热淋、血淋、寒淋，并把膏淋列为急性淋病，痨淋列为慢性淋病。

解放前，我国一些城市的淋病发病率为20%左右。解放后在1953年早期病人已近绝迹，1960年基本上完成了晚期病人的普查普治，1964年已基本消灭淋病。由于淋病是世界各国发病率最高的性传播疾病，接触者感染率高，潜伏期短，病例可在短期内成倍增长。又由于1976年西非和东亚出现了耐青霉素的淋球菌菌株以来，世界淋病有明显增加的趋势。我国自1975年以后，淋病又死灰复燃，病人逐年呈直线增多，是性病主要发病病种。

3. 淋病的传播途径

（1）性接触传播。淋病患者是传染源，是主要传播方式。

（2）非性接触传染，主要是接触病人含淋病双球菌的分泌物或污染的用具，如沾有分泌物的毛巾、脚布、脚盆、衣裤、被褥、床单、浴盆、大便纸等而感染，甚至厕所的马桶坐板等均可传染。特别是女性(包括幼女)，因其尿道和生殖道短，更容易因此感染。公用洗澡池也能传染淋病，所以洗澡最好使用淋浴。因为洗澡后，人的毛细血管扩张，血液流动加快，精神放松，机体抵抗力下降，如果这个时候接触淋球菌，很容易患上淋病，尤其是身体有伤口的人，感染的可能性更大。公用洗澡池、公用毛巾、公用床单等都是淋球菌的藏身之所。由于一般人都有“性乱才得性病”的传统观念，而在澡堂感染淋病的人往往对身体的某些病变麻痹大意，从而延误治疗。经常出差的人也很容易感染淋病，特别是旅店的浴室，因为潮湿往往是淋球菌等病原体繁殖或存活的最佳条件。所以在公共澡堂洗澡最好使用淋浴。

（3）产道感染。如产妇是淋病患者，分娩时产道内的淋病双球菌就会传染给新生儿。怀孕的妇女得了淋病还可以引起羊膜腔内感染以及胎儿感染，可能造成孕妇流产、早产。患淋病的妇女子宫颈和阴道内存在大量的淋球菌，分娩时可以感染新生儿引起新生儿淋菌性眼炎，治疗不及时会导致失明。

（4）其他。自身传染，如淋病患者用污染的手碰到自己的眼睛，可引起急性淋菌性结膜炎；医源性感染则是指医务人员使用的检查器械被污染或无菌操作不严格导致感染。

4. 淋病的临床分类

淋病几乎可以发生于任何年龄，目前临床上淋病患者主要为性生活比较活跃的中青年。淋病的临床表现取决于感染的程度、机体的敏感性、细菌的毒力、感染部位及感染时间的长短。同时和身体的健康状况、性生活是否过度、酗酒有关。根据临床表现，淋病可分为无合并症淋病与有合并症淋病；无症状与有症状淋病；播散性淋病及急性、慢性淋病等。

5. 男性单纯型淋病——急性淋菌性尿道炎

潜伏期一般为2～10天，平均2～5天。

开始时尿道口有灼痒、红肿及外翻表现。排尿时灼痛，伴尿频，尿道口有少量黏液性分泌物。3～4天后，尿道黏膜上皮发生多数局灶性坏死，产生大量脓性分泌物，排尿时刺痛，龟头及包皮红肿显著。尿道中可见淋丝或血液，晨起时尿道口可结脓痂。淋球菌还侵入尿道腺体，使腺管闭塞，引起潴留，易引起反复再发。上述症状持续1～2周，炎症逐渐减轻，但腺体内仍可潜藏一些淋球菌，故仍可分泌少量稀薄的浆液或脓性分泌物，晨起尿道口有黏着，称为“糊口”现象，尿中仍可见有淋丝。如无并发症，经过合理治疗，4～6周后，新生黏膜形成而痊愈。

病人同时有一定的全身症状，如发热、食欲不振、不适、头痛等。病人易兴奋、失眠，阴茎常发生异常勃起，并感刺痛，饮酒及性兴奋过度可使症状加剧。

6. 男性单纯型淋病——慢性淋菌性尿道炎

病灶主要存在于尿道旁腺及各种腺体的隐窝中，其表现颇不一致。一般多无明显症状，当机体抵抗力减低，如过度疲劳、饮酒、性交时，就会又出现尿道炎症状，但较急性期炎症轻，尿道分泌物少而稀薄，仅于晨间在尿道口有脓痂黏附，即“糊口”现象，或以手指压迫尿道深处，方可见有少量稀薄脓液流出。排尿时有轻微的尿道灼热、刺痛、瘙痒、不适或尿道紧迫感，会阴部及前列腺处有压痛。

由于尿道长期存在炎症，尿道壁纤维组织增生而形成瘢痕，前尿道形成多处瘢痕时，使分泌物不能通畅排出，炎症易向后尿道、前列腺及精囊扩延，并发前列腺炎、精囊炎，甚至逆行向附睾蔓延，引起附睾炎。排尿终了时尿道中常混有来自后尿道的淋菌，因此，后尿道炎和前列腺炎又为前尿道炎的传染源。由于前列腺和精囊的分泌物排入后尿道，并不断刺激后尿道，使其不断增厚，反过来又影响腺管引流不畅。这样相互影响，促使淋病病程迁延，不易治愈，并成为重要的传染源。

7. 女性单纯性淋病——急性淋菌性尿道炎和宫颈炎

女性尿道较短，故尿道炎较男性为轻。感染后开始症状轻微或无症状，一般经2~3天的潜伏期后，外阴部首先发炎，自觉瘙痒，行走时疼痛，相继出现尿道炎、宫颈炎、尿道旁腺炎、前庭大腺炎及直肠炎等，其中以宫颈炎最常见。

70%的女性淋病患者存在尿道感染。尿道口红肿、有压痛，以手指从阴道前壁压迫尿道时，可从尿道及尿道旁腺开口处流出脓性分泌物，伴尿频、尿急、尿痛。尿道旁腺极易同时受侵，急性期可形成脓肿，有波动，可有脓液流出，如不治疗，数月后可形成蚕豆大小硬结，压痛明显，穿刺可有脓液抽出。尿道旁腺常为淋球菌潜藏的所在。

淋菌性宫颈炎也较常见，多与尿道炎同时出现。主要表现为多量脓性分泌物，即白带。可见宫颈口充血，有脓性分泌物溢出，或为脓性黏稠分泌物将其堵塞。急性期如治疗不彻底，易转为慢性宫颈炎，并可上行感染。10%~17%的病人可发生盆腔炎、宫体炎、急性输卵管炎、输卵管卵巢脓肿及盆腔腹膜炎等。其症状与一般急性盆腔炎相同。

8. 女性单纯性淋病——慢性淋菌性尿道炎和宫颈炎

急性淋病如未充分治疗可转为慢性。表现为下腹坠胀、腰酸背痛、白带较多等。女性慢性淋病临床症状虽然轻微或不显著，但由于淋球菌可长期潜藏于尿道旁腺、前庭大腺或子宫颈腺深处，以后常反复发作，并为重要传染源。另外，分泌物不断刺激使黏膜发生浸渍，易诱发尖锐湿疣。

如为妊娠期淋病，多无临床症状。患淋病的孕妇分娩时，可经过产道而感染胎儿，特别是胎位呈臀先露时尤易被感染，引起淋菌性外阴炎、阴道炎、尿道炎或尿道旁腺炎；可发生胎膜早破、羊膜腔感染、早产、产后败血症和子宫内膜炎等；也可致胎儿发育迟缓、低体重新生儿和新生儿败血症等。

如幼女患有淋菌性外阴阴道炎，其外阴、会阴和肛周红肿，阴道脓性分泌物较多，可引起尿痛、局部刺激症状和溃烂。

9. 淋病的治疗原则

一旦发现有淋病的症状，应及时去正规医院进行系统的检查，尽早治疗；治疗时一定要彻底，不能因为觉得病症消失了就停止治疗；不同的淋病的治疗方法不同，所以一定要先查出病因，然后对症治疗；必须采用夫妻同治的治疗方法，第一时间阻断感染源；治疗结束后，当临床症状消失，停药一周后要对患处进行两次淋球菌培养，检查呈阴性代表已经痊愈；治疗中切莫听信游医的偏方或“祖传秘方”而乱用药，以防延误病情；治愈后应洁身自爱，杜绝冶游，以防重新感染。

10. 淋病的药物治疗

淋球菌对抗生素敏感，急性感染无合并症者，只要及时、足量、合理应用抗生素，则见效快、治愈率高。

目前常用药物有以下几种：青霉素、二甲胺四环素（美满霉素）、壮观霉素（淋必治）、头孢三嗪（菌必治）、头孢噻肟钠、诺氟沙星（淋得治或淋克星）、氟嗪酸（泰利必妥）、环丙沙星（悉复欣）、复方新诺明等。

11. 淋病的预防

淋病是危害较大的几种性病之一，传染有它独特的途径，对淋病的预防要注意以下几点：

（1）掌握性传播疾病防治知识，坚持使用安全套。如果对性同伴有疑虑，可在性交前后各服用氟哌酸或阿莫西林来预防性病的感染。预防性使用抗生素可减少感染的危险。

（2）早期发现，及时治疗，加强对患者的管理。患病后要及时治疗，以免传染给配偶及他人。

（3）提倡洁身自爱，杜绝不洁性交，不要和陌生人有肌肤之亲（接吻、口交、肛交等）。保持一夫一妻的性关系，是预防性传播疾病最有效的手段。夫妻一方一旦感染了性病，应及时治疗。

（4）患病后要注意隔离，未治愈前应避免性生活。淋病病人在未治愈前应自觉不去公共场所，如公共浴室、公共厕所、餐厅等。患者的衣物、毛巾、床单等可以用煮沸的方法进行消毒，浴盆、便盆等用消毒剂消毒。

（5）在公共场所要注意卫生。不要随便使用公共的毛巾、浴缸、马桶等。在家招待客人时也要注意不要混用物品。出门在外时要注意宾馆、旅店的卫生条件。常备一些消毒药物，以清洗一些别人用过的毛巾、浴缸、马桶等。在公共浴池，不入池浴，提倡淋浴。

（6）经常用肥皂清洗阴部和手，不要用带脓液的手去揉擦眼睛。

（7）淋病患者应禁止与儿童，特别是幼女同床，共用浴盆和浴巾等。

（8）患有淋病的孕妇的新生儿，出生后应立即给予硝酸银滴眼预防。新生儿出生时，经过有淋病母亲的阴道，淋菌侵入眼睛会引起眼睛发炎，为了预防发生新生儿眼病，对每一个新生儿都要用1%硝酸银一滴进行点眼预防。

小问题

淋病自古即有吗

淋病是一种较为古老的疾病，在2000年前的医书中就有类似症状的记载，一般讲淋病可归属于中医学“淋证”、“淋浊”、“毒淋”范畴。但是出现淋病的确切年代还不能肯定。淋病是一种随着人类性活动产生的疾病，在目前开放的年代，人们的性观念发生了很大的变化，淋病可能会逐年增多。